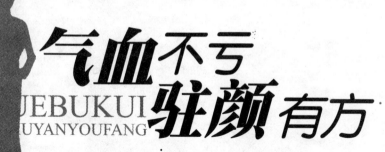

气血不亏 驻颜有方

QIXUEBUKUI
ZHUYANYOUFANG

光滑细腻的皮肤、顾盼生辉的眼眸、苗条婀娜的身姿，
依靠的并非名贵的化妆品，而是气血调理。
只有调养好气血，才能拥有真正的美丽，否则一切都是空谈。

刘丽梅⊙编著

U0305811

华龄出版社

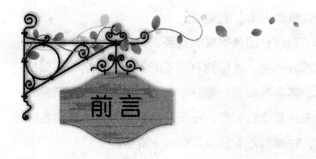

前言

气血对于一个女人来说，不仅关乎健康问题，更关乎"面子"问题。无论是中医还是现代医学，都认为美丽的容颜、匀称的体型与气血有重要的关系。

熟识的朋友多日未见，在街上偶然相遇，脱口而出的第一句话可能是"哎呀，好久不见，你的气色可真好呀！"或者"哟，怎么回事，脸色怎么这么差，最近没有休息好吗？"这样的问候不仅是一种情感的交流，也是对朋友健康的关注与提醒。

气色能够体现一个人的气血盈亏状况，关乎女性的健康与容颜。也可以说，想要拥有健康的身体，气血是关键；想要成为一个漂亮的女人，气血更是重点。

就像《黄帝内经》所言，"人之所有者，血与气耳"，"气为血之帅，血为气之母"。气血的盛衰和运行畅通与否，会对人体的健康产生直接影响。气足则血行畅顺，血足则气行健旺。需要特别提醒的是，女性朋友在30岁以后，脏腑的功能便不如从前，加之月经、孕产和哺乳都耗损大量的气血，若是不注重气血的补养，就会造成气血亏虚，进而对容颜甚至是健康造成影响。

气血不足就无法调养心脏，便会产生心悸、失眠等不良症状；气血不足则不能滋养头目，会出现头晕眼花、面色苍白、毛发枯黄等症状；气血不足则使静脉难以调养，易引起皮肤粗糙、手足发麻、月经不调、早衰易老等现象。所以，对于女性而言，如果不及时调养气血，很多疾病就会很快找上门，还会影响容颜。

这就是中医理论经常说的"女子以气血为本"的道理。

光滑细腻的皮肤、顾盼生辉的眼眸、苗条婀娜的身姿，并非依靠名贵的化妆品，重要的是调理气血。只有调养好气血，才能拥有真正的美丽，否则一切都是空谈。如何才能科学地调理身体、美容养颜呢？翻开本书，相信你会找到满意的答案。无论是内调，还是外养；无论是饮食调理，还是经络按摩；无论是美容护肤，还是四季养生，《气血不亏，驻颜有方》都会为你一一解答。

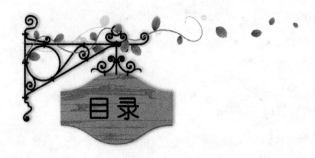

目录

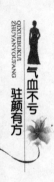

第三章 内部调理，调出青春不老

第四章 外肌保养，养得花容月貌

第五章　会吃才更美，食疗美容新时尚

第六章　改掉不良习惯，做好容颜守护神

第七章 学会四季养生，健康美丽一辈子

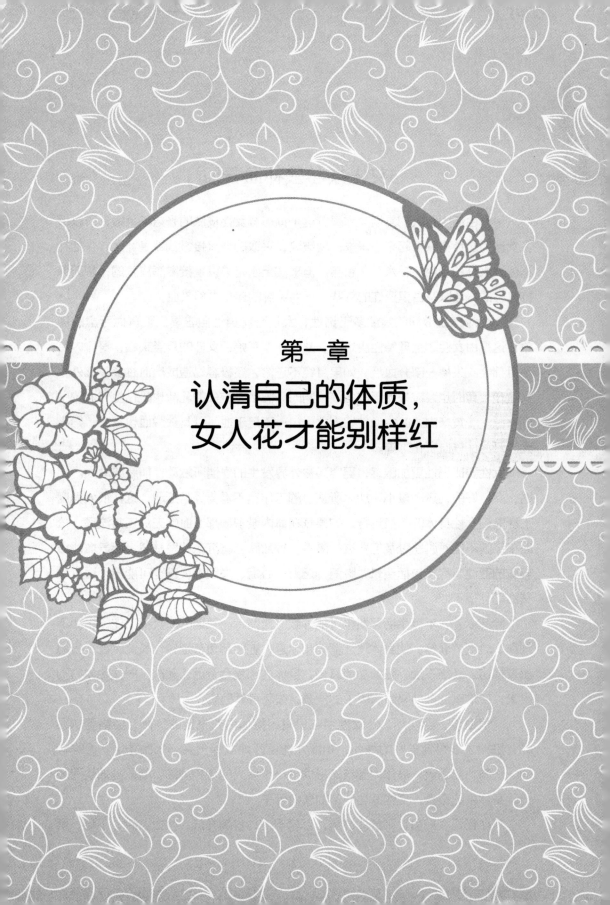

第一章

认清自己的体质，
女人花才能别样红

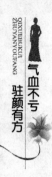
女人须学会补血养血

日常生活中，人们常用"水灵"这个词形容女性皮肤的光洁和娇嫩，所以很多女性为避免皮肤看起来干燥或出现皱纹，采取的最直接方式就是补水，包括补充体内水分和使用"补水"化妆品。但事实上水是难以直接滋润皮肤的，想要保持良好的气色以及白里透红的皮肤，最为关键的还是滋养气血。

女性对气血滋润的需要多于男性，女性也比男性更容易出现气血亏虚的现象，这是由女性的生理特性决定的。从青春期开始，女性的月经来临，身体内每个月都会流失掉一部分血液，如果月经不正常，还极容易造成出血过多。此外，女性在生育时也会流失大量的血液，同时母乳喂养流失的乳汁也是化生气血的主要来源。《黄帝内经》中说"妇人之生……不足于血，以其数脱血也"，"妇人乳汁乃冲任气血所化"等。

女性要比男性更加敏感，更容易被外界发生的事情所触动，情绪波动大。同时，女性好静，运动量小，加之所从事的工作也不需要经常运动，这在很大程度上影响到女性身体的气机运行。如果气在体内淤积，那么血就无法正常流通，气血郁结就不能对肌肤以及毛发进行滋养，导致肤色暗沉，头发枯黄。而气血两虚导致的亚健康症状包括头晕、胸闷、乏力、心慌、失眠等，甚至可能出现昏厥、贫血等。

除此以外，不良生活习惯也可能导致气血两亏。长期的超负荷工作、生活不规律、过度劳累等，使身体缺乏营养和休息，脏腑超负荷运转，长此以往，极易出现损伤。经络不通，脏腑功能衰弱，身体内部就会亏虚，无法及时祛除体内的毒素，又难以抵御外来致病因子的侵袭，破坏身体健康。

"气血足，百病除。"女性朋友只有保持体内有充足的气血，经络更加通畅，脏腑才能得到更好的滋养，功能才能更好地发挥出来。气血充足、经络畅通、脏腑功能强大，身体内部自然形成了一个强大的免疫屏障，既能高效快速地清除身体中的毒素，又能抵挡外部的致病因子。

气血畅通、充盈，则身体健康，百病不生，容颜光洁；气血淤滞、不足，则各种病症丛生，半百而衰。所以对女性朋友来说，补气养血不仅是关乎美丽容颜的问题，更是延缓衰老留住健康的养生之道。

血虚，把你变成"黄脸婆"

有些女性即使用了很高级的化妆品，还是会给人一种气色很差的感觉，看看镜子里的自己，面色无华，皮肤干燥，哪里还有往日青春靓丽的影子。其实，这并不是对皮肤的护理出了差错，而是血虚的一种表现。

我们知道，血液是人体机能正常运作的基础物质，而血虚则是血液失常的一种表现，是指血液生成不足或血的濡养功能减退的一种病理状态。导致血虚的原因多种多样，可能由于失血过多，也可能是久病阴血虚耗，或者脾胃功能失常等所致。

既然血虚，那吃点阿胶、大枣之类的补血食品，是不是就解决问题了呢？显然没这么简单。中医认为，"运血者气也，人之生也全赖乎气"，"血为气之母，气为血之帅"，要想使全身的血动起来，由死血变成活血，一定要有足够的"气"。这也就是中医通常所说的"补血先补气"。

"气"是中医独有的概念，可以简单概括为功能和能量的意思。比如，我们说一个人死了，俗话会说"断气了"，而不会说"没形了"。因为死人是可以身体完好的，五脏俱全，但功能却完全丧失了。所以，人可以"瘦得脱形"，但和"没气了"相比，显然后者更为严重。这就是说，对生命而言，功能、能量比形态、结构更为重要，因此补血离不开补气。

女性脾气虚，脸色就会发黄，成为真正的"黄脸婆"。而中医在开创之始，就特别强调"脾为后天之本"，"脾"的地位，仅次于"先天之本"的肾，因此，想要改善"黄脸婆"的状态，除了要补血之外，一定要兼顾到补气，尤其是补脾气。

血虚体质者的饮食调理

血虚体质者的养生原则就是健脾养肝、益气生血，在饮食方面宜选择具有补血生血作用的食物，比如紫米、黑米、高粱、地瓜、土豆、黑豆、黄豆、猪肉、

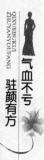

牛肉、羊肉、猪肝、牛肝、乌骨鸡、黄鱼、海参、乌鸡蛋、黑木耳、菠菜、龙眼、荔枝、葡萄、红枣等。补血类的中药可选择当归、何首乌、熟地黄、白芍、阿胶等。血虚体质者忌食辛辣刺激性食物，比如辣椒、大蒜、芥末，少吃海藻、槟榔、薄荷、菊花等。

血虚体质者的药膳调理

搭配合理的药膳，对调理血虚有良好的功效。

1.四物鸡汤

原料：当归15克，熟地30克，炒白芍15克，川芎10克，鸡肉300克，盐适量。

做法：（1）将上述药材洗净，清水浸泡30分钟；（2）鸡肉洗净切块，用沸水捞去血水备用；（3）将鸡肉同全部药材放入砂锅中，加适量水，以大火煮开，转小火慢炖至鸡肉熟时，加盐调味即可。

功效：疏肝理气，补血行气。

2.大枣花生粥

原料：红枣10个，花生50克（不去红衣），干淮山30克，粳米100克，冰糖适量。

做法：（1）将红枣、花生、淮山洗净，用清水浸泡30分钟；（2）将粳米淘洗干净，与上述泡好的材料同时放入砂锅中，加适量水用大火煮开，改文火煲至熟烂成粥；（3）加入冰糖，搅拌均匀至冰糖融化即可。

功效：滋阴润肺，养血止血。

气虚女人身体弱，当务之急需补气

生活中常能见到这样的女性，她们总是一副有气无力的样子，精神萎靡不振，办事效率也不高。这样的状态总是给人一种"病快快"的感觉。为什么会出现这样的状态？其实都是气虚惹的祸。

从中医的角度看，气虚是指因宗气、元气、卫气的虚损以及气的推动、温煦、防御、固摄和气化功能的减退，致使某些机体的功能活动下降，免疫力下降的现象。导致气虚症状的原因有很多，先天禀赋不足、后天失养、过度劳伤而损耗、久病不愈或者是肺、脾、肾等脏腑功能的减退，都有可能导致气虚症状。

一般来说，气虚体质的人常表现为形体过瘦或过胖、体倦乏力、语声低怯、动则出汗、心悸食少、舌淡苔白、脉象虚弱等。而且，气虚的女人大多面色萎黄。可见，失去了"气"的呵护，美丽的容颜也会大打折扣。因此，女人想要保持美丽的容颜，就应该知道如何保养身体之中的"气"。

气虚体质者的饮食调理

　　在中医看来，肺主一身之气，肾藏元气，脾胃为"气生化之源"。所以，气虚体质的人养生补气，脾、胃、肺、肾皆当温补，遵循"培补元气、强肾健脾"的调养原则。

　　日常饮食中，具有益气健脾功效的食物主要有山药、白扁豆、马铃薯、南瓜、香菇、牛肉、鸡肉、草鱼、泥鳅、大枣、桂圆、苹果、蜂蜜等。

　　中医认为，脾喜燥恶湿，因此脾虚之人应当少喝饮料，少吃生冷海鲜，适当进食由山药、芡实、茯苓、豇豆、小米熬成的粥，可健脾和胃，补脾润燥。

　　胃虚之人适宜多吃性味甘平且富含糖类、蛋白质、维生素和矿物质的食物，有利于发寒散邪、扶助阳气。比如瘦肉、禽蛋、牛奶、蜂蜜、新鲜果蔬、豆制品等，都比较适合胃虚者食用。

　　一般而言，肺气虚者，应该多吃一些补益肺气的食物；肺阴虚者，最好吃一些润肺滋阴的食物。肺虚的时间过长，有可能伤及脾肾，所以应该配合一些补益肾脾二气的食物。比较适合肺气虚者的食材有白木耳、燕窝、白果、花生、猪肺、胡桃仁、百合、山药、海松子、阿胶以及玉米、糯米、粳米、奶类、肉类、甲鱼、黄鳝、蜂王浆、梨、葡萄、红枣、人参、禽蛋和食用菌等。

　　对于肾气虚者而言，应该吃一些滋补肾阳的食物，羊肉具有一定的补肾效果，配合海参食用效果更佳。海参富含蛋白质、粗脂肪、碳水化合物、氨基酸、钙、磷、铁、碘、维生素等营养成分，胆固醇的含量则几乎为零，能够起到补肾滋养、益气滋阴的作用，适用于精血亏虚、阴虚便秘者。

　　常见的具有补气功效的食物主要有小米、扁豆、胡萝卜、香菇、马铃薯、牛肉、鸡肉、鸡蛋、鲢鱼、黄鱼等。经常食用这些食物，可以健脾益气。

气虚体质者的药膳调理

1.人参鸭

材料：鸭1只，人参10克，淮山药10克，调料少许。

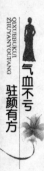
做法：将鸭宰杀去毛洗净，去内脏，将人参放入鸭腹内煮熟后，加入调料，再加入淮山药，煮15分钟即可。

功效：开胃健脾。

2.薏苡仁红枣粥

材料：薏苡仁20克，红枣20枚，小米100克。

做法：将薏苡仁、小米加水煮熟时，加入红枣熬成粥，即可食用。

功效：益于脾胃虚弱、气血不足等症者食用。

3.人参大枣粥

材料：人参3克，大枣5枚，大米60克。

做法：将大枣洗净，去掉核，之后与人参、大米同煮为粥。

功效：补中益气，适宜脾胃虚弱者食用。

气虚体质者的药物保健

常用的补气药物主要有人参、黄芪、茯苓、白术、山药、炙甘草、灵芝、五味子、大枣等。脾气虚的人，宜服用四君子汤或参苓白术散；肺气虚的人，宜选补肺汤；肾气虚的人，可服肾气丸。需要注意的是，高血压患者忌服人参、西洋参和五味子。

气虚体质者的起居调理

气虚者的居住地应该避免邪风的侵袭。从门缝、窗缝吹进的风很容易伤到气虚者的身体；睡觉时应避免直吹风与过堂风，以免感染风寒。除此之外，要养成良好的作息习惯，避免熬夜或过度劳累，夏天的午后要补充睡眠。可以适当锻炼身体，但应避免剧烈运动，最好做一些柔缓的运动，如散步、打太极拳、做操等。平时可以经常按摩足三里穴、曲池穴，对身体也很有好处。

阴虚女人腰若柳，纤体多病需调理

女性对于身材的要求可以用一句话来概括：没有最瘦，只有更瘦。虽然现在大家比较青睐于骨感美，但是身体过于瘦弱，就显得不健康了。更何况，有些人之所以瘦到纤腰盈盈一握，走路似弱柳扶风，并不是科学瘦身的结果，而只是阴虚的一种表现。

中医讲究阴阳平衡，而阴虚则是身体处于非平衡状态的一种表现。阴虚，是人体内精、血、津液亏损的一种病理现象。阴虚体质的特点主要表现为形体消瘦、面色潮红、手足心发热、口燥咽干、失眠多梦、大便干燥、小便赤黄、不耐春夏、腰膝酸软等。阴虚体质者的"火气"比较大，经常心烦易怒，情绪波动较大，动不动就"火冒三丈"。女性阴虚容易导致黑色素沉着、面色黯淡、黄褐斑、月经不调，更有甚者会出现闭经的症状。由此看来，由阴虚所致的偏瘦体质，应及时滋阴补阴、养阴降火。

阴虚体质者的精神调理

由于阴虚体质者大多性情急躁，心烦易怒，所以由阴虚导致的偏瘦女性在平时应当注重情绪的自我克制，养成冷静、沉着的习惯。在工作和生活中，对非原则性的问题少与人争，以减少激怒。闲暇之余，可以参加一些修身养性而静心的活动，听听舒缓的音乐、练练书法都是不错的选择。

阴虚体质者的饮食调理

阴虚体质的女性，可以多食用一些养血滋阴、生津润燥的食物，以养阴降火。具有补精、补血、增津液作用的食物主要有芝麻、蜂蜜、乳品、甘蔗、鱼、豆腐等。葱、姜、蒜、韭、椒等辛辣刺激性食物则应少吃，因为辛辣刺激、油腻的东西只会一味地加重阴液的耗损。此外，还要多吃新鲜果蔬等富含纤维素及维生素的食物。

《本草纲目》认为，乌鸡有"补虚劳羸弱，制消渴，益产妇"的功效，对于阴虚的女性而言，乌鸡是补虚劳、养身体的上好补品。此外，燕窝、银耳、海参、老鸭等都具有滋阴、补血、益精、润燥的作用，可以适量食之。

阴虚体质者的睡眠调理

夜间是人体养阴的最佳时期。有益健康的休息时间应当从晚上10：00开始，在11：00正式进入熟睡阶段，此时间段养阴效果极佳。经常熬夜，不利于阴血的储备，这是白天无论睡多长时间也无法弥补回来的。

阴虚体质者生理期后的调理

女性之所以会出现阴虚，与每月都会如约而至的"好朋友"也不无关系。月经期是女性伤阴的一个集中时段，若体内阴液不断流失又得不到及时补充，便会

7

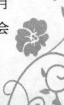

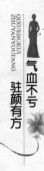
出现"阴常不足"。不过，月经结束后的七天，身体会分泌大量的雌性激素，全身生理细胞处于十分活跃的状态，新陈代谢加快。此时调养身体，则效果非常显著。

阴虚体质者的药膳调理

1.百合粥

材料：百合30克或干百合20克，糯米50克，冰糖少许。

做法：剥开百合，去须，切碎（或是制成百合粉），与淘洗干净的糯米放入砂锅中煮，煮至米烂汤稠，放入冰糖即可食用。

用法：早、晚温热食用。

功效：安心安神，止咳温肺。主要适用于阴虚导致的肺燥咳嗽、痰中带血及心神不宁等。

2.莲子银耳汤

材料：莲子30克，干银耳10克，鸡清汤1500毫升，精盐、白糖、料酒各适量。

做法：先以冷水泡开银耳，择洗干净后放入盘中，加清汤1500毫升蒸约1小时，待银耳熟透后捞出，装入碗内；将莲子去皮，切去两头，捅去心，用开水氽过，再用水浸泡，使之带有脆性，装入银耳碗内，然后加热鸡清汤，放入精盐、料酒、白糖即可。

功效：润肺滋阴，安神、健脾。可缓解心肺阴虚引起的干咳少痰、口干咽干、食少乏力、失眠心烦等症。

阳虚女人寒似冰，防寒保暖很重要

这里所说的"寒似冰"，并非指拥有一副拒人于千里之外的冷漠外表，而是指那些一年四季都怕冷的"低温美人"。这类女性的特点就是怕冷，尤其是背部和腹部怕冷，而且几乎一年四季手脚冰凉。初冬时节，当别人刚穿上薄棉衣时，她们就把很厚的羽绒服穿上身了；春暖花开，别人已经换上单衣，享受和煦的暖阳了，她们依然套着厚厚的衣服穿梭于拥挤的城市，只能用艳羡的目光打量着别人的美丽。

她们为什么如此怕冷？其实，这就是典型的阳虚体质。和阴虚一样，阳虚也是人体阴阳失衡的一种现象，但二者的表现刚好相反。一般来说，阳虚体质主要表现为手冷过肘、足冷过膝、口淡不渴、喜热饮、小便多、夜尿频、常腹泻、腰腿常疼痛。阳虚体质者多唇色苍白、头发稀疏黄软，在性格方面则显得沉闷、内向，经常情绪低落，易有抑郁倾向。

阳虚体质者的调养重点就是温肾补阳，益火之源。在对阳虚体质进行调理时，应把握"温阳佐以养阴"的原则，切忌操之过急，要慢温、慢补，缓缓调治；其次，把握"温阳兼顾脾胃"的原则，脾胃健运的时候，食欲才会好，化源不绝，体质才能强健。

阳虚体质者的饮食调理

饮食方面，阳虚体质者应多吃甘温食物，以温补脾肾阳气为主。常见的补阳食物主要有羊肉、猪肚、鸡肉、带鱼、黄鳝、虾、刀豆、荔枝、龙眼、杏子、核桃、栗子、韭菜、胡萝卜、山药、生姜、辣椒等，均可补五脏，添精髓，增强体质。

需要注意的是，阳虚体质者应少食或不食生冷、苦寒黏腻的食物，即使在炎热的夏季，也不能贪一时之快而进食过多寒凉之品，如田螺、西瓜、黄瓜、苦瓜、冬瓜、芹菜、蚕豆、绿茶、冷饮等。

阳虚体质者的精神调理

阳虚者多内向，情绪易低沉，因此要学会自我排遣不良情绪，学会倾诉与倾听，多多与人沟通、交流。因为越是消极沮丧，就越容易消耗体内仅存的阳气。每天保持愉快的心情，不断提高心理素质，多参加集体活动，都有利于阳虚者保持积极向上的精神状态。

阳虚体质者的环境调理

怕冷女性适应寒暑变化的能力较差，天气稍微转凉，便觉得冷不可受。因此，在严寒的冬季，怕冷女性要避寒就温；在春夏之季，要培补阳气。有学者认为，夏季多晒晒太阳，可以在很大程度上提高冬季适应严寒的能力。此外，夏季时人体阳气趋向体表，毛孔和腠理开疏，阳虚体质者最好避免在外露宿，也不要在树荫、过堂风很大的地方久留。

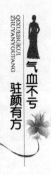

阳虚体质者的药物保健

阳虚体质者应注意补肾温阳、培本固元、强身健体，常见的补阳中药有：鹿茸、海狗肾、九香虫、杜仲、续断、肉苁蓉、沙苑子等。体质调补多在冬季进行，而冬令进补，又分为"膏方"和"底补"两种方式。

膏方，也称膏剂，具体成药方式为：用天然原料加水煎服，浓缩后成稠糊的、半流体状的膏方，通常由20味左右的中药组成，滋补作用非常好。

有句话说"进补之前先底补"，这里所说的底补，也称为引补，就是打基础的意思。体质虚弱者进补过程是比较长的，一般来说，这类患者在秋季就应服用一些性味平和的补品，逐步调整脏腑的功能，以免冬季进补时出现"虚不受补"的现象。底补的时候，可选用芡实炖牛肉，具有调整脾胃的功能。此外，将芡实、红枣、花生仁、红糖一同炖服，或是炖些羊肉，煲些红枣羊肉汤，也有同样功效。

阳虚体质者的日常锻炼

从"春夏养阳、秋冬养阴"这句话中，我们不难看出，春夏季节应多做些户外运动。阳虚体质者应以振奋、提升阳气的锻炼方法为主。如散步、慢跑、太极拳、跳绳及各种球类运动，都可以起到振奋阳气、促进阳气的生发和流通的作用。此外，按摩穴位，也可以补肾助阳，改善阳虚体质，如按摩气海、足三里、涌泉等穴位。

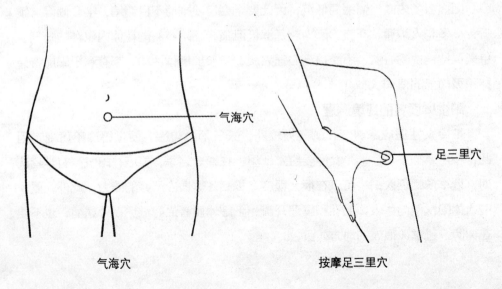

气海穴 气海穴   按摩足三里穴

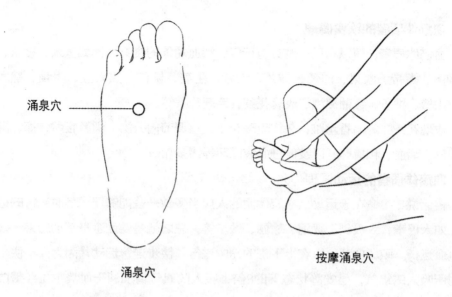

涌泉穴

涌泉穴

按摩涌泉穴

血瘀女人面多斑，活血祛瘀是根本

　　白皙柔嫩的脸上出现若隐若现的斑点，这是任何一个爱美的女性都无法坦然接受的事情。那么，这些"不速之客"到底是怎么来的呢？究其原因，罪魁祸首就是"血瘀"。

　　血瘀即血液运行不畅，有瘀血。一般而言，凡离开经脉之血不能及时消散，瘀滞于某一处，或血流不畅，运行受阻，郁积于经脉或器官之内呈凝滞状态，都叫血瘀。中医认为，血瘀体质的诱因有很多，可因寒、因热、因气、因血。寒冷会使血液流速减缓，过热则会导致血液粘稠；又因为"气为血帅，血为气母，气行则血行，气停则血瘀，气滞则血瘀"，故气行不畅也会引起血瘀。

　　属于血瘀体质的女性，最常见的表现有面色晦暗、肌肤粗糙、眼睑发黑、容易长斑、嘴唇颜色暗、容易脱发，严重者容易出现心悸、胸闷、月经不调、痛经、小腹疼痛等。针对这样体质的女性，最主要的缓解方法就是散瘀活血。

　　脸上容易长斑的女性养颜的关键在于活血，由于人的血和经脉都是由心主导的，所以活血先要养心。此外，还要保护好肝脏，因为肝是藏血的，同时也疏泄气机，气机畅通无阻，血脉自然也就畅通了。

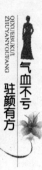
血瘀体质者的饮食调理

血瘀体质者，可以食用一些具有行气、活血功能的食物，比如玉米、粳米、白萝卜、海带、紫菜、洋葱、韭菜、大蒜、生姜、桃仁、黑大豆、生藕、黑木耳、山楂、柚子、红葡萄酒、玫瑰花茶、茉莉花茶等。

玫瑰花茶味道清香幽雅，久饮玫瑰花茶，有调节内分泌、缓解腰酸背痛、滋润养颜、活血、和胃养肝以及促进血液循环等诸多功效。

血瘀体质者的运动调理

俗话说，生命在于运动。血瘀体质的人应当多做一些能够促进气血运行的运动，如太极拳、太极剑、舞蹈、瑜伽、散步等，总之就是要让全身都动起来，以助气血运行。职场白领可以在上下班的途中进行"快步走"运动，因为人在快步走时所吸入的氧气，是安静状态下的8倍，吸入的氧气增加利于血液中血红蛋白与氧更好地结合，加速血液循环，对改善血瘀体质有很好的效果。

血瘀体质者的按摩调理

保健按摩是通过被动的运动来调节肌肉的收缩和舒张，以促进血液循环，使气血通畅，瘀者得疏，滞者得行，从而达到活血化瘀、祛瘀生新的目的。

1. 三阴交穴

按揉三阴交穴是一个简单有效的活血化瘀的方法。三阴交穴位于足内踝上3寸，在寻找穴位的时候，先是找到足内踝的位置，就是在脚腕上那块鼓起来的骨头，找紧贴骨头往上四横指的距离，胫骨后缘的位置就是三阴交穴。按揉的方法也非常简单，用拇指或是中指指端来按揉，每次按揉的时间不超过1分钟。

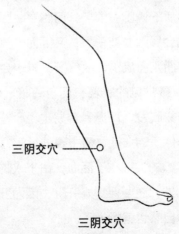

三阴交穴 ——○

三阴交穴

很多妇科病，比如月经不调、痛经、崩漏、带下等，都可以通过按摩三阴交穴来进行辅助治疗。身体无恙的人，也可以经常按摩三阴交穴，来改善血瘀体质。

2. 足三里穴

经常按摩或艾灸足三里，可以疏通体内瘀血。足三里穴位置在外膝眼下四横指，胫骨边缘，是"足阳明胃经"的要穴。取穴时，可用左手掌心按在右膝上，食指尖所指、与中指尖平齐处便是足三里穴。每天用大拇指或中指按压足三里穴（图见P10），每次按压5～10分钟。按压时，要使足三里穴有针刺一样的酸胀、发热的感觉，才会有效。

若是艾灸，每周1～2次，每次灸15～20分钟即可。艾灸时，让艾条的温度稍高一点，沿足三里穴缓慢上下移动，使局部皮肤微微发红，以不烧伤皮肤为度。这两种方法选其一种，坚持两到三个月，就会使人精神焕发，精力充沛。

湿热女人痘扑面，祛湿清热痘不见

人体一旦遭到湿热的侵袭，青春痘、酒糟鼻、头发油腻、脱发、口臭等问题就会接踵而来。久而久之，湿热结伴，相互蒸腾，极易损伤五脏六腑，引起全身的不适。尤其是在炎热的夏季，闷热的天气几乎让人窒息，再加上体内湿热的折磨，湿热体质者的处境可想而知。中医都说，"湿中发热近于相火"，要想轻轻松松过一夏，就得快点赶跑身上的湿热。

"知己知彼，百战不殆"，要想祛除体内湿热，先来看看湿热体质是如何形成的。具有湿热体质的长痘痘的女性，或因先天遗传，或因长期居住在潮湿的地方，或因喜食油腻、煎炸类食品，或嗜好烟酒……这些情况都会导致湿热在体内瘀集。湿热在皮肉，会形成痤疮、湿疹；在关节筋脉处，会造成关节局部疼痛；湿热熏蒸肝胆，会导致疏泄不畅、舌红口苦；湿热下注，则小便少且黄，甚至尿道疼痛，还会引起阴道炎等妇科疾病。由此看来，想要和痘痘说再见，关键是要清热除湿。

湿热体质者的饮食调理

湿热体质的调养原则是：燥湿清热，饮食清淡。在饮食上要不嗜烟酒，不吃辛

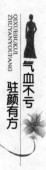

辣、油炸类食物，尽量少吃大热大补的食物，比如辣椒、葱、姜、蒜、狗肉、牛肉、羊肉等。多吃具有清利化湿功效的食品，比如薏苡仁、莲子、茯苓、红小豆、蚕豆、绿豆、鸭肉、鲫鱼、冬瓜、丝瓜、苦瓜、黄瓜、西瓜、白菜、莲藕等。

湿热体质的人可以适当喝些苦丁茶，一般来说，苦的东西都有清热去火的作用，苦丁茶对改善面部等身体上部的湿热有很好的效果。此外，湿热体质的人，还要多吃富含膳食纤维的果蔬，有利于保持大小便通畅，防止湿热郁积。

湿热体质者的生活调理

居住的环境应当干燥、通风，尽量避免居住在低洼潮湿的地方。尤其是盛夏暑湿较重的季节，尽量减少户外活动，避免长时间在烈日下活动。无论工作强度多大，也应尽量避免熬夜，保持充足、有规律的睡眠。运动方面，高强度、大运动量的锻炼比较适合湿热体质者，如中长跑、爬山、游泳、足球、篮球、武术等。不过，由于夏天气温高、湿度大，最好在早晚凉爽时进行锻炼。如果在冬季进行锻炼，则以舒适微汗为度，注意运动前后的保暖，避免着凉。

湿热体质者的药膳调理

1. 七物黄连汤

材料：黄连、茯苓、黄芩各20克，芍药、葛根各20克，甘草36克，小麦9克。

做法：取清水1000毫升，煎熬上述药材。

功效：清热解毒，利尿泄热。

2. 竹叶汤

材料：竹叶15克，小麦30克，知母、石膏各18克，黄芪、麦门冬各12克，人参9克，生姜30克，甘草、栝楼根、半夏各6克，茯苓12克。

做法：取清水1500毫升，先将打碎的石膏放入煎熬，再入其他药材煎熬。

功效：清热生津，宁心安神。

3. 金银花水鸭汤

材料：金银花25克，水鸭1只，无花果2粒，鲜姜2片，陈皮、盐适量。

做法：（1）金银花洗净，水鸭洗净后放入开水内煮5分钟，取出；（2）清水1000毫升煮沸，将金银花、水鸭、无花果、陈皮、姜片加入水中煲滚，改用文火炖2小时，加盐调味。

功效：清热解毒，养胃生津，祛湿。

痰湿女人多臃肿，祛痰祛湿身康健

有的人怎么吃都不会胖，而有些人却总是抱怨自己连喝口水都会长肉。在这个以瘦为美的时代，人们在很大程度上确实不喜欢较胖的身材，为什么有人如此容易发胖呢？有句话说，"瘦人多火，肥人多痰"，因此，身材臃肿的女人大多是痰湿体质。

在生活中，痰湿体质的人比较常见，一般而言，痰湿体质者具有形体肥胖、嗜食肥甘、神倦、懒动、嗜睡、身重如裹、口中粘腻或便溏、脉濡而滑、舌体胖、苔滑腻等特点，易患高血压、糖尿病、脂肪肝等疾病。

痰湿是如何形成的呢？医学上认为，痰湿是由于外感或内因等因素导致的脾胃气虚，不能运化水湿，进而导致其内停。停滞时间过久就形成了痰浊，痰浊形成后会继续阻碍气机的输布，使得气滞、湿阻现象更为严重。"湿"也是有内外之分的，所谓"内湿"，是指消化系统的运作失宜，造成体内的水分不得控制，导致津液停聚，或是由于饮水过多，导致体内津液停骤；所谓"外湿"，是指空气潮湿、环境潮湿，如住所潮湿或是淋雨等，使得外部湿气进入身体而致病。由此可见，痰湿不光是病理产物，其本身也是致病因素。

痰湿体质者的饮食调理

"脾为生痰之源，脾虚易致痰湿"，因此"胖美人"在饮食上应以清淡为主，多吃一些健脾利湿、化痰祛痰的食物。日常饮食中，具有此类功效的食物主要有荸荠、白果、木瓜、大枣、扁豆、薏苡仁、红小豆、蚕豆、紫菜、海带、洋葱、白萝卜、包菜、冬瓜，芥菜、韭菜、大头菜、香椿等。

在所有食物里，湿热之性最大的就是酒。因此，痰湿体质者尽量避免饮酒，少吃甜食、油腻以及辛辣刺激的食物，杜绝食用经过油炸、煎炒、烧烤等高温加工烹制而成的食物。平日应养成良好的饮食习惯，不暴饮暴食，放慢进食速度，不要吃得过饱，同时应限制食盐的摄入。

痰湿体质者的生活调理

居住的环境应当干燥，不宜潮湿，在阴雨季节，尤其注意湿邪的侵袭。按时作息，不要熬夜。熬夜会使胃肠失调，而顺应睡眠、清醒的自然规律，有利于胃肠免疫功能的恢复。这对于痰湿体质的人来说非常重要。

天气晴好时，可以享受日光浴，洗澡应洗热水澡，程度以全身皮肤微微发红、通身汗出为宜；穿衣尽量保持宽松，面料以棉、麻、丝等透气散湿的天然纤维为主，这样有利于汗液蒸发，祛除体内的湿气。

多进行户外活动。痰湿体质的人形体多肥胖，运动可使气机调畅，有利于津液的运行与代谢，从而改善体质。运动强度保持适中，如果运动强度比较小，则应适当延长运动时间，因为只有在保证足够的运动量时，减肥才有效果。登山、慢跑、骑车、乒乓球、羽毛球、网球、游泳、舞蹈等都可选择。对于体重超重，陆地运动能力极差的人，游泳是上佳选择。

痰湿体质者的药膳调理

1. 橘皮汤

材料：麻黄9克，橘皮9克，干紫苏6克，宿姜12克，柴胡6克，石膏24克，杏仁12克。

做法：以1000毫升水分为两次煎药，先煎石膏，几次沸腾后再与其他药材一同煎煮。

功效：祛痰理气，宣泄肺热。

2. 山药芡薏粥

材料：山药30克，芡实15克，薏苡仁30克。

做法：（1）山药去皮，切成细条；（2）全部材料放入锅中，加入1000毫升清水，小火煮沸后，焖20分钟，空腹食用。

功效：化痰祛湿，健脾益胃。

气郁女人愁满面，疏肝理气解忧愁

俗话说，人生不如意之事十有八九。有些人在失意时不善于自我调节，终日愁眉不展，不但解决不了什么问题，反倒生生把自己逼得郁郁寡欢，成天吃不香、睡不着，体形日渐消瘦，变得敏感多疑，甚至有抑郁的倾向。

生活中，有这种气郁体质的女性并不少见，之所以愁，关键是"气"在作祟。我们知道，"气"是生命活动的动力，是维持人体各种生理功能的根本。如果气在体内运行不畅，就会形成"气郁"，长期得不到改善，对健康会造成严重影响。气郁体质之人，常表现为胸闷不舒、无故叹气；乳房及两肋部胀痛；月经不调、痛经；咽部常有异物感；易失眠、多梦；面色苍暗、毛发无光泽等。

中医认为，"气"的运动主要依靠肝脏调节，肝疏泄气机的功能一旦下降，就会表现为气郁，而肝经分布的区域气郁尤为明显。由于肝的经脉主要分布在从小腹到胸肋两侧和乳房，以及颈部两侧到头顶的位置，所以气郁女性常常一生气就这里疼那里胀。其调养的关键在于疏肝行气、解郁养颜。

气郁体质者的饮食调理

日常饮食中，具有疏肝理气作用的食物有很多，气郁体质女性不妨将烦心事先放一边，用美食来化解一下心中的烦闷。

1. 莲藕

藕能通气，有补血益气、健脾胃、顺气之功效。

2. 萝卜

可顺气健胃，祛寒消痰。以青皮萝卜疗效最好，红皮萝卜次之。胃寒者，可炖萝卜排骨汤或萝卜牛肉汤食用。

3. 山楂

善于顺气活血，化食消积，但胃酸过多者不宜食用。如果是血瘀体质，可用山楂煮红糖水喝，可补血解郁。

4. 玫瑰花

玫瑰花有疏肝理气、宁心安神的作用，用玫瑰花泡茶饮，可缓和情绪、纾解抑郁，对胃、肝均有调理作用。

5. 金银花、菊花、炒决明子

将三者泡绿茶饮用，能降火，亦有轻微的疏肝理气之功效。

6. 乌梅

乌梅冰糖煮水可滋阴，适合在夏天饮用，效果很好。

气郁体质者的穴位调理

气郁体质女性经常进行疏肝理气的保健按摩，能够有效调畅气机。

1. 太冲穴

太冲穴最适合那些爱生闷气、郁闷、焦虑、忧愁难解的人。太冲穴位于足背侧，第一、二趾骨的骨缝之间，向后约3横指宽处有一个凹陷，太冲穴就位于这个凹陷中。使用指头压迫，会感到脉动。按摩此穴时，在双侧穴位上用拇指指端用力按揉，以局部产生较强的酸胀感为宜，每次按揉3~5分钟。

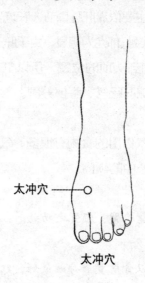

太冲穴

2. 膻中穴

位于两乳之间，有宁心神、除烦闷的功效。按摩时，用大拇指指腹稍用力揉压穴位，每次揉压5秒，休息3秒。生气时往下将100下，可以顺气，还能有效缓解岔气。

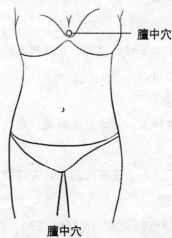

膻中穴

3. 肝俞穴

该穴位于背部，第9胸椎棘突下，旁开1.5寸，俯卧取穴。肝俞与太冲搭配，在中医里属于"俞原配穴"法，按摩此穴位能够补肝阴，养肝柔肝。

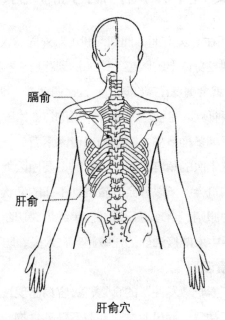

膈俞

肝俞

肝俞穴

气郁体质者的药膳调理

1. 双花西米露

原料：玫瑰花20克，茉莉花20克，西米50克，白糖适量。

做法：（1）玫瑰花和茉莉花放入杯中，加适量开水冲泡至花香四溢，备用；（2）西米放入锅中，加适量开水，开文火煮至半透明状，捞出备用；（3）将杯子里的水倒入锅中，煮沸后倒入西米，加适量白糖调味，再次煮沸即可。

功效：理气解郁，和血散瘀。

2. 茉莉花粥

原料：茉莉花5克，粳米60克，白糖适量。

做法：（1）茉莉花洗净，粳米洗净备用；（2）将茉莉花放入锅中，加适量清水煮沸，捞出茉莉花，倒入粳米，武火煮沸后改文火熬煮成粥，最后加适量白糖调味即可。

功效：行气止痛，解郁散结。

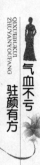
娇弱女人不禁风，科学脱敏乐轻松

有些人的敏感表现在心灵方面，他们习惯于对外界的人和事作出过激的心理反应；有些人的敏感则是身体上的敏感，比如沾到花粉、柳絮等就会不停地打喷嚏、流鼻涕，吃点海鲜就会满身丘疹红斑，一旦遭遇病毒，则会比常人更容易出现严重的健康问题……这种体质，就是我们通常所说的过敏体质，也叫特禀体质。

造成过敏体质的原因多种多样，除了与遗传因素有关，还与各种因素导致的免疫功能异常有关。从中医的角度来看，过敏的主要原因就是卫表不固、肺气不足，让外邪有了入侵的机会，所以才会导致各种不适的症状。因此，调理过敏症状，应当以固表益气为原则，合理进行调补。单纯依靠切断过敏源来防止过敏的做法是不现实的，生活中所能接触到的过敏源实在太多，防不胜防。

过敏体质者的饮食调理

过敏体质者尽量不要吃"发性"的食物，极容易出现过敏反应或加重过敏症状。最好多吃一些固表益气、消风凉血、补益五脏的食物。比如果蔬、糙米等，在滋养红细胞的同时防止异体蛋白进入血液，适于过敏体质者食用。

但是有一些食物不适合过敏体质者食用，比如蚕豆、荞麦、鹅肉、扁豆、虾类、鱼类、蟹类、浓茶、辣椒、酒等；在水果中，芒果、榴莲、葡萄、龙眼、草莓、菠萝等，属于热性或易致敏的食物，过敏体质者也应慎食。

过敏体质者应该多吃一些冬瓜、绿豆、莲子等能够解毒、清热、利湿的食物。

据不完全统计，在日常饮食中，能致敏的食物多达160种。当然，不同的人对食物的过敏种类有所不同，应根据自己的实际情况来进行合理选择。必要时，可以去医院查过敏因子，有针对性地避开导致过敏的食物。

过敏体质者的生活调理

1. 注重精神养生

体质娇弱的女性往往情绪敏感，心性浮躁。因此，体质娇弱的女性要养生先得注意修心养性，避免情绪紧张、急躁恼怒。这些不良情绪极易影响身体内分泌的水平，进而导致免疫功能下降，引发各类疾病。

2.合理锻炼身体

在运动方面，适宜慢跑、游泳、球类、武术、太极拳、瑜伽、打坐等。在锻炼过程中，应避免汗出当风，激惹过敏状态，以不出汗或微微出汗为好。注意呼吸的均匀，提倡腹式呼吸。需要注意的是，过敏性哮喘者不宜剧烈运动。

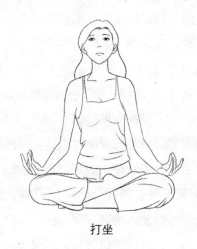

打坐

3.远离过敏源

除了尽量避开食物中的过敏源外，还要注意避开生活中的其他过敏源。比如，有些女性对毛屑、粉尘或者某种气味、药物、化学物质等过敏，那么在生活中就要尽量避免接触此类事物。保持居室的清洁卫生，注意通风，床单、被褥要经常拆洗，以远离灰尘、螨虫等过敏源。

过敏体质者的药膳调理

过敏体质者可服用些有补气、补血功效的中药，比如补气的人参、黄芪、白术、灵芝，补血的当归、熟地、阿胶等。

辛夷花茶

材料：辛夷花6克，紫苏叶10克。

做法：（1）将干花切碎放入茶杯，冲入白开水，加盖泡10分钟后即可饮用。（2）鲜品煎水代替茶水饮用，上、下午各一杯。

功效：祛风，抗过敏，对于过敏性鼻炎有防治作用。

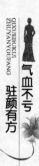

阴阳调和气质显，真真正正做美人

阴阳调和的女人，是最美丽的女人。她们拥有匀称的体型、光洁的皮肤以及健康的身体。无论走到哪里，她们都是众人瞩目的焦点，在举手投足间，彰显出一种沉淀于心的自信与优雅；在回眸一笑时，散发着令人难以抗拒的柔情与妩媚。这就是健康所赋予的魅力！

平和体质的女人，通常有着随和、开朗的性格，就算面对强大的工作压力，她们也能保持充沛的精神。同时，她们还拥有高质量的睡眠以及良好的胃口。这类体质的人不易生病，对自然环境和社会环境的适应能力很强，是最好打理的体质。

平和体质者之所以很少生病，关键在于阴阳调和。阴阳平和，则阴气平顺，阳气固守。中医认为，"阴平阳秘，精神乃治"，阴精宁静不耗，阳气固密不散，阴阳双方保持动态平衡，才能使人精神安定、祥和，身体各方面才能保持较好的状态。拥有平和体质的人，大多遗传自父母，来自先天禀赋，那些出生在长寿家族的人，身体状况一般都不会很差。此外，从小的家庭养育对于保持平和体质也有十分重要的意义。

平和体质的饮食调理

平和体质最需要遵循"顺其自然"的养生原则。平和体质者的身体较为健康，在日常养生中应该以维持为主，没有必要以药物纠正阴阳偏正盛衰，若是过于依赖药物反而对原有的阴阳造成伤害。在饮食上，应该以"谨和五味"为主，不偏食。如果偏重于某类食物，就会打破原有身体的平衡，比如过甜伤脾、过苦伤心、过酸伤肝、过咸伤肾、过辛伤肺。

其次，日常饮食要遵循"膳食金字塔"的原则。注意荤素搭配，一日三餐比例要合理。"膳食金字塔"从底层到顶端的食物依次为：全麦食品；植物油（不饱和脂肪）；蔬菜、水果；鱼、禽、蛋；坚果和带壳豆；奶制品和代用钙；红肉和奶油；甜品。

不难发现，"金字塔"的底部是最重要的粮谷类食物，每天应该吃得最多，占饮食中能量供应比重最大；中部的蔬菜和水果，每天也要多吃一些；鱼禽蛋之类的动物性产品，主要向人体提供蛋白质、脂肪、B族维生素和无机盐，每天可以食用150～250克；坚果和豆制品能为人体提供丰富的维生素和其他营养物质，每天应适量进食；摄入过多的奶制品容易增加心脏负担，导致胆固醇升高，应酌情食用；最顶部的食物主要为身体提供更多的热量与脂肪，可以少量进食，尤其是奶油和各类甜品，多吃对身体无益。如果想保持曼妙的身材，顶部的食物要慎食。

平和体质者的生活调理

维持平和体质，要有一颗宠辱不惊的心。尤其是在当今社会，工作压力大，各种人际关系或微妙或紧张，即使是平和体质者，也难免为之心烦意乱。如果不能积极疏导，同样会因为坏情绪而导致身体出现异样。所以，平和体质的女性要把恬淡虚无、保持内心平和安详作为自己修身养性的重要原则。

平和体质者在养生上应该积极锻炼身体，在工作之余可以做较为平和的运动，比如慢跑、散步、太极拳、游泳、瑜伽等有氧运动，这些运动不会造成体力透支，注重身心平衡，同时也注意调节体内的阴阳平衡。运动量以运动后舒适、不累且精力充沛为最佳。此外，约上几个好友，选一个风和日丽的天气外出爬爬山，或者打打球，也是不错的选择。总之，平和体质者应该每天都坚持半个小时的有氧运动，长期坚持，身体自然长期保持阴阳平衡，既能够保证阴阳平衡，又能保证美丽的容颜。

平和体质者的美颜良方

苹果雪梨羹

材料：雪梨2个，苹果2个，莲米120克，陈皮9克，砂糖适量。

做法：（1）将雪梨、苹果洗净，去核留皮，切块备用；（2）陈皮与莲米一同放锅中，加入清水，煮30分钟；（3）加入雪梨、苹果，共煮50分钟，喜好甜味可加入适量砂糖，即可食用。

功效：苹果具有清热除烦、生津止渴、益脾止泻、润肺开胃的功效。雪梨能清热化痰，生津润燥。经常食用此羹，可以平和五脏，且有抗衰老、美容养颜之功效，是平和体质者的最佳选择。

第二章

女人气血好，容颜不易老

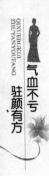

气血充盈，最美丽

爱美之心，人皆有之。女人之爱美，最主要的表现便是希望在飞逝的时光中保持靓丽如初的容颜，而这所需要的不仅仅是高级化妆品的呵护，更需要"气血"的保驾护航。女性肌肤的健康，在很大程度上取决于血液循环的质量，如果体内的铁元素不足，皮肤就无法得到足够的氧气和能量，皮肤的更新和修复受阻，红润动人便成为了一种奢望。

一个人如果气不足，容易导致身型臃肿肥胖，而血不足则显得干瘪消瘦。对于女性来说，平衡气血才能保证有一个健康的身体，气血平衡了，胖人会变得苗条，瘦人也会丰腴起来，各种不适现象也会慢慢消失。

很多女性，尤其是事业型女性，工作压力非常大，繁重而紧张的工作会引发许多身体上的不适，比如精力不济、食欲不振、心慌气短、急躁易怒、记忆力下降、头晕目眩、月经不调、失眠多梦等等。很多人因此跑遍了大小医院，花了大把的时间与精力，也没查出究竟是什么原因导致的。最后找中医一看，原因只有四个字——气血不足。

传统中医理论认为，中医不治病，只调气血。调理的方法主要是疏导，人体哪个部位出现不适，中医首先从气血入手进行辨别，看身体是阴盛还是阳盛，是寒症还是热症，是表症还是里症，是虚症还是实症。弄清楚这个问题后，虚则补之，实则泻之；热则寒之，寒则热之。经过一番疏导调理，人的气血慢慢趋于平衡，身体的不适自然也就慢慢消除了。

血虚的人，通常表现为肤色暗淡、口唇色浅、毛发无光。血瘀常导致肤色口唇晦暗、皮肤毛发干燥，血热则导致皮肤油腻粗糙、易生痤疮。品种繁多的化妆品虽然可解燃眉之急，但追求内外兼美的健康女性，更应注重补血活血、由内而外的美容之道。

健康的体魄，不光需要旺盛的血液循环，还需要循环进行得有条不紊。中医认为，血液充足了，眼睛的视物能力才会更好，肤色才能更红润，肌肤才能更饱满。很多时候，我们身体展示出来的表象，就是健康与否的体现。比如，嘴唇红润饱满，说明脾胃健康，气血充足；面色红润，说明心脏功能正常，气血旺盛；毛发无杂顺滑，说明精血充足。所以，想了解自己的气血充盈与否，可以从以下几方面进行观察。

1. 头发：头发乌黑、浓密、柔顺，说明气血充足。

2. 耳朵：如果耳朵呈淡淡的粉红色，有光泽，无斑点，无皱纹且饱满，则代表气血充足。

3. 皮肤：皮肤白里透红、富有弹性，无皱纹、无斑，代表气血充足。

4. 指甲上的半月形：正常情况下，除小指外，其他手指都应当有半月形。如果手指上没有半月形或只有大拇指上有半月形，那说明体内寒气重、循环功能差、气血不足。

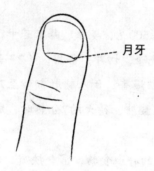

月牙

指甲上的半月牙

5. 手指甲上的纵纹：手指甲上出现纵纹时，一定要注意，这说明身体气血两亏，出现了透支，是机体衰老的象征。

6. 手脚：气血充足之人，手脚一年四季都是温暖的，如果手心偏热或者出汗或者手脚冰凉，则气血不足。

7. 睡眠：睡眠质量高，呼吸均匀，一觉睡到自然醒，表示气血很足。

8. 运动：气血充盈的人在运动后精力充沛、浑身轻松，而气血不足的人在运动时经常会出现胸闷、气短、疲劳难以恢复的状况。

想要做个气血充盈的美丽女人，便要时时注意调养，从细微处关爱自己。

饮食调养

在日常饮食中应该多摄入富含优质蛋白质、铁、B族维生素的食物，如红枣、桂圆、山楂、核桃、莲子、猪肝、猪血、黄鳝、海参、虾仁、乌鸡、鸡蛋、

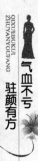

黑芝麻、胡萝卜、菠菜、黑木耳、红糖等，这些食物营养丰富，并且具有补血活血的作用。下面为大家介绍两款补充气血的食谱：

1. 红枣花生粥

材料：红枣100克，花生100克，大米200克，当归50克。

做法：（1）将大米、红枣、花生淘洗干净，加入约一升水，放入当归，开大火煮沸。（2）煮沸后换文火，再煮约20分钟即可。

功效：红枣是补气血之佳品，有增强体质的功效。花生有助于延年益寿，别称"长生果"，并且和黄豆一同被誉为"植物肉"、"素中之荤"。用红枣与花生一起熬粥，是最为常见的补血膳食。如果再加入适量当归，补气血的功效更加显著。

2. 菠菜炒猪肝

材料：猪肝250克，菠菜500克，姜丝、蒜末若干，食盐。

做法：（1）新鲜猪肝洗净，切片，备用；（2）菠菜摘好、洗净，切段，备用；（3）热锅倒油，用姜丝爆香，倒入猪肝翻炒至7成熟，起锅；（4）重新倒油、爆香，把菠菜倒入锅内翻炒，待大约7分熟时，加入猪肝，约两分钟后，加蒜末、盐调香，起锅。

功效：菠菜是家喻户晓的补血食物，富含铁质，是补血蔬菜中的佼佼者。猪肝则是肉食中最佳补血良品。

中药调养

常用的补血中药有当归、川芎、红花、熟地、党参、黄芪、何首乌、枸杞子、山药、阿胶、丹参等，可用这些中药和补血的食物一起做成可口的药膳，对调节内分泌、养血均有很好的功效。

做个气血充盈的女人，还应善待我们的"老朋友"。正常、规律的月经，与美丽的容颜关系十分密切。由于女性特殊的生理特点，月经时血液会有一定量的消耗和流失，加之经期情绪、心理的变化，身体中的雌激素分泌降低，月经失调也就不可避免，肌肤也会随之变得偏黄暗淡，没有光泽。因此，经期调节内分泌，提高雌激素分泌水平，从根本上调经理血，也是行之有效的养颜之道。

气血不足，易衰老

很多女性过了30岁之后就觉得自己老得特别快，身体不再轻盈，肤色也不再红润，甚至有片片黄斑悄然爬上曾经白皙的脸颊。特别是有些怕冷的女性，这种感觉更加明显。其实，这都是"气血"在作怪。

中医认为，"气"和"血"是构成和维持人体生命活动的基础物质。从某种意义上讲，气和血就好比人体的能量。如果将人体比作正在生长的植物，那气就是阳光，血就是雨露，二者一同作用在植物上，才可使其茁壮成长。如果气血不足，脏腑的功能就会逐步减退，引起早衰。女人属"阴"，气血不足，身体的各个组织器官就会气血虚亏，津液不足，也就会衰老得更加快。

气血不足的女性，主要表现为：皮肤不再白皙，脸上出现黄斑；肤色不再红润，变得灰暗粗糙；乌黑亮丽的头发日渐脱落；原来一觉睡到自然醒，现在辗转反侧难以入眠；记忆力减退，心烦意乱，注意力难以集中等等。如果不及时治疗，乳腺增生、子宫肌瘤、妇科各种炎症也会结伴而来，甚至连更年期都会比正常情况下提前大约2～5年。

那么，该如何避免气血不足，从而延缓衰老的步伐呢？

我们都知道，人的气血津液来源主要是以下两个方面：一是先天禀赋；二是后天饮食中食物生化成的精微营养物质。中医上讲，肾是人的先天之本，脾是人的后天之本。虽然我们无法改变先天的不足，但是，通过对脾的运化功能的调理也可以达到气血充盈的目的。脾能够将人体摄入的五谷转化为气血和津液等各个脏器的所需成分，进而达到滋养身体的目的。只要脾的运化功能正常，机体就能够得到充盈的气血和营养。气血不足的女性，可以通过饮食、中药等进行调理。

在饮食调理方面，贫血者最好不要喝茶，多喝茶只会加重贫血症状。因为食物中的铁经胃液的作用，高价铁转变为低价铁，才能被吸收。茶中含有的鞣酸使食物中的铁易形成不溶性鞣酸铁，从而不利于身体对铁的吸收。此外，牛奶及一些中和胃酸的药物也会阻碍铁质的吸收，所以应尽量避免和含铁的食物混合食用。

此外，还应注意以下几方面：

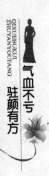
首先，保持愉悦的精神状态。愉快的心情、开朗的性格，不仅可以增进机体的免疫力，同时还能促使身体骨骼里的骨髓造血功能旺盛起来，使皮肤红润，面若桃花。

其次，保证充足的睡眠时间。只有睡眠充足，才能有充沛的精力和体力来应对繁忙的工作，同时应当做到起居有时、娱乐有度、劳逸结合。要有科学的生活理念，养成科学健康的生活方式，杜绝熬夜，均衡饮食，不吃零食，戒烟限酒，不在月经期或产褥期等特殊生理阶段同房等。

第三，进行适度的体育锻炼。健康的体魄离不开锻炼，已经升级做了妈妈的女性朋友，更要经常参加一些力所能及的体育锻炼和户外活动，每天至少半小时。如健美操、太极拳、跑步、游泳、跳舞、瑜伽等，既可增强体力，保持体形，同时又能增强身体的造血功能。长时间坐在电脑前工作的职业女性，应当注意眼睛的休息与保养，防止过度用眼而耗伤身体的气血。

此外，经常做头部、面部和脚部保健按摩，并坚持艾灸关元、气海、足三里（图见P10）、三阴交（图见P12）等穴位，也会起到延缓衰老的作用。

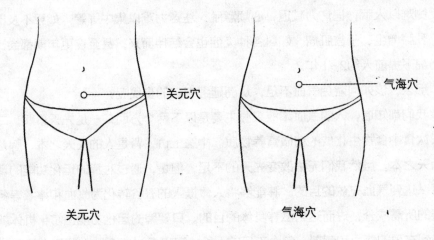

关元穴

气海穴

气血调理，依体质而定

气血运行不畅，气就无法将血液输送到皮肤，皮肤便会因为缺少滋养而变得粗糙、松弛，而血行不畅，血液中的垃圾就无法被及时带走，这些垃圾一旦停留在皮肤表面，就会引起色素沉着，慢慢就变成了色斑。而且，气血失衡还会导致代谢失调，水湿严重，毒素堆积，随之而来的就是面色萎黄、皮肤松弛、眼袋厚重、面部浮肿等一系列问题。本应素净美丽的俏脸，会渐渐变得黯淡无光。

《内经》有云："阴平阳秘，精神乃治"，"得神者昌，失神者亡"。阴阳平衡，精神饱满是美的基础。那些真正的美女，深知想要容颜不老就该从"内"做起。要记住，调养气血，才是真正的美容之道。

气血不足大致有两种情况，一类是气虚，一类是血虚。想要调理身体，就要从养气血开始。

血虚体质者的调养方法

血虚体质的主要表现为面色萎黄苍白、眼花心悸、头晕乏力、大便干燥、失眠多梦、女性经水愆期、舌质淡、苔滑少津、脉细弱等。补血的药物可选用阿胶、当归、熟地、桑椹子等。

在日常生活中，补血虚的食物主要有胡桃肉、乌骨鸡、猪肝、龙眼肉、黑芝麻、鸡肉、红糖、猪血、赤豆等。血虚者忌食荸荠、大蒜；少食海藻、草豆蔻、荷叶、白酒、薄荷、菊花、槟榔、生萝卜等。

气血两虚者的调养方法

一般来说，患有贫血、白细胞减少症、血小板减少症或者大出血后、月经过多的女性，容易出现气血两虚。气血两虚者进补宜采用益气生血、培补气血、气血并补的方式来进行调理。

鲫鱼豆腐汤、气血双补汤、药膳鸡比较适合气血两虚者食用。此外，也可用一些补气的药物进行适当调理，比如，用人参、黄芪、白术、红枣、甘草来炖鸡或者排骨，补气效果很好。需要注意的是，人参不可随意食用。在家里用人参进补要以小剂量、短疗程为原则，最好在服用之前咨询医生。女性在秋冬季节应该多吃萝卜、大枣、排骨汤等补气的食物；在药补上，可以喝由黄芪、人参、白术、甘草配制而成的"四君子汤"。

气虚体质者的调养方法

气虚体质的主要原因包括先天禀赋不足和后天失养，如孕育时身体偏弱、早产、喂养不当、厌食、偏食，或因病后气亏、气弱，年老等。

气虚体质的主要特征有：气短、声音低弱、出虚汗、易感冒、无力疲乏、舌

第二章 女人气血好，容颜不易老

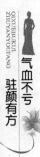

胎淡白、脉象虚缓、脸色淡白或萎黄、目光无神、毛发无光泽、健忘、头晕等。女性气虚体质者常为干性皮肤或敏感性皮肤，易面色萎黄，眼睑或肢体浮肿，有黄褐斑等。

脾是运化器官，是化生气血的源头，气虚体质者应该多吃健脾益气的食物，如黄豆、鸡肉、白扁豆、泥鳅、鹌鹑肉、大枣、香菇、桂圆、蜂蜜等。尽量少吃耗气的食物，如槟榔、生萝卜等。

气虚体质者的日常运动应以轻缓运动为主，如在公园、广场、河边、山坡等空气清新的地方打太极拳、散步、做操等，并应坚持不懈。平时可以按揉足三里穴以健脾补气。不适合做剧烈或大出汗的动作，切忌用力过猛，以免耗损元气。夏季应该有睡午觉的习惯，保持充足的睡眠。平时要防寒保暖，避免劳动或激烈运动时受风出汗；劳作不要过度，以免损伤正气。

气血失调"察"与"办"

气血最能反映一个人的营养状况和精神面貌，想知道自己是否气血平衡，不必非得去医院做全面的身体检查，根据中医"有诸内者，必形诸外"的原理，我们完全可以通过自身的外在表现来判断身体内部的气血状况。

气血失调之"察"

1. 气血不足之人，常见的表现为肤色黯淡、脸色苍白。严重者，会出现头发脱落、皮肤干燥、指甲易裂、头晕耳鸣等症状。

2. 出现食欲减退、恶心呕吐、腹胀腹泻、嘴角皲裂的情况，要考虑是否气血不足。

3. 出现经常性的心悸、胸闷，或者阵发性的心胸疼痛，并伴有唇色黯淡、舌头发紫的症状，也是气血不足的表现。

4. 经常感到手脚冰冷，或者莫名其妙地发热，肢体容易麻木，甚至疼痛，通常也是气血不足所引起的。

5. 感觉中气不足，说话有气无力，或者时常感到疲惫，这是比较典型的气血不足症状。

6. 女性月经量过多或者过少，甚至闭经，也与气血不足有关。

如果你有上述症状，说明身体已经给予你明确的提示，你已经气血不足，需要疏通气血了。气血不足可以采用食补的方法，持之以恒，一定会取得良好的效果。

气血失调之"办"

1. 摄入足量维生素

研究发现，维生素摄入不足，特别是维生素B6、B12缺乏，容易使人兴奋不安、头痛、脾气急躁、易激动。这时，如果能在膳食中补充一定量的维生素，就可以帮助女性调节精神。全麦面包、麦片粥、玉米饼等谷物含有丰富的B族维生素，此外，橙子、苹果、草莓、菠菜、生菜、白菜及西红柿等蔬菜也含有大量维生素，大量的维生素可使胆固醇氧化为胆酸而被排出体外，进而改善心脏功能和血液循环，适合气血不足者食用。

2. 摄入足量钙质

人体缺乏充足的钙，就会情绪不安，容易激动。摄取富含钙质的食物，可以使人保持稳定的情绪，同时还可坚固牙齿及骨骼，预防骨质疏松症，可谓一举多得。牛奶、各种豆类及豆制品都含有丰富的钙质，尤其是大豆中含有的异黄酮，除了补钙外，还可弥补女性雌激素的不足。每天喝500毫升豆浆或食用100克以上的豆制品，可使人体内的钙质等营养素维持平衡，一定程度上可促进身体代谢清除淤积，平衡气血，使内分泌系统得以恢复调节功能。

3. 摄入足量铁质

有些女性为了保持苗条的身材而拒绝食肉，这种偏食习惯容易造成铁摄入不足，导致情绪急躁、易怒。如果能适量食用一些含丰富铁质的动物性蛋白质食物，如瘦牛肉、猪肉、羊肉、鸡、鸭、海鲜等，能满足人体对铁的需求，有助于体内的气血均衡。

除了食补，加强锻炼也是调节气血的好方法。大多数白领忙于工作，很难抽出时间来锻炼身体，缺乏锻炼容易造成体内气血瘀滞，运行不畅。所以，不管工作多么繁忙，请一定要抽出时间来做做运动，如此才能保持气血的畅通。

身体温暖，气血才得充盈

女人，最在意的是容颜，最怕的是衰老，而影响女人衰老速度的就是气血！很多女性朋友为了美容、保持身材，控制热量的摄入，选择的食品大多都是寒凉

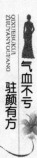

之物。然而女性属阴，体质大多偏于凉寒，如果过量摄入凉性的食物，只会让体内的寒凉加重，以致引发其他疾病。温暖，是一个成熟女性不可或缺的美容法宝，只有身体暖暖的，气色才会更好，笑容才会更明媚。

寒凉体质者如何祛寒

血足是祛寒湿最根本的方法，只有体内气血充足了，肾气才能充足，血液循环才能畅通，全身才会有温暖的感觉。

1. 运动

运动可加速血液循环，运动过后，全身都会感到温暖，经常进行体力劳动的人或经常做家务的人都能感觉到体内产生的大量热量。

2. 出汗

可以通过运动、吃些辛辣温热的食物、泡脚来发汗，发汗可以达到祛寒的效果。常见的祛寒食物有：葱、姜、辣椒、牛肉等。

寒凉体质不宜食用的食材

1. 菊花

菊花性微寒，味甘苦；有清肝明目、散风祛热和解毒消炎等功效，是比较常见的中药饮品，对火旺、口干、目涩；或由风、寒、湿所引起的肢体疼痛、麻木等疾病都有一定的效果。尽管好处多多，但是菊花也属寒性，体虚者应尽量少喝。不过，如果用菊花煎汤，再将菊花汤与粳米同煮成粥，可以起到养阴润燥的作用，宜在寒冷季节食用。

2. 金银花

金银花茶性寒、味甘，具有疏散风热、清热解毒的功效，可治疗泻痢、暑热症、流感、疮疖肿毒、急慢性扁桃体炎、牙周炎等病。但脾胃虚弱的人最好不要饮用金银花茶，因为金银花可能造成脾胃不和。此外，芦荟、决明子也是寒凉体质者禁服的，都可能对脾胃造成伤害。

经期与产后，补血很重要

经期补血的饮食原则

女性在月经期间，多会抵抗力下降，情绪也容易波动，有些人还会出现食欲不振、腰酸、疲劳等症状。我们知道，血液的主要成分为血浆蛋白、铁、钾、钙等，因月经失血，尤其是经量较多者，每次月经都会丢失这些重要的营养成分，因此，处于经期的女性可以补充一些利于"经水之行"的食品，比如红枣、红糖、苹果、薏苡仁、羊肉、鸡肉、牛奶等。在月经后的一周内，及时补充蛋白质和矿物质，进食一些补血食品。日常生活中的补血佳品随处可见，比如牛肉、猪蹄、菠菜、龙眼肉、胡萝卜、荔枝、樱桃等，都有良好的补血效果。

经期补铁好处多

铁是人体必需微量元素之一，不仅参与血红蛋白和多种酶的合成，并且在免疫、智力、代谢等方面都起着非常重要的作用，尤其对于女性来说，一生之中要经历多次失血，如经期，此时铁元素会大量流失，所以，必需进补含铁丰富的食物。常见的含铁丰富的食物有鱼、瘦肉、动物肝脏、动物血液等，这些食材中所含的铁元素活性很大，容易被人体吸收。大豆、菠菜中的铁含量也很丰富，但是吸收率要相对低一些。所以，女性在经期要注意营养均衡、荤素搭配，适当多吃一些高蛋白食品，满足经期需要。

产后补血的饮食原则

对于产后中度以上的贫血，医生往往会开些补血的铁剂，因为较严重的贫血单纯依靠食补，效果较慢，会影响产妇产后的恢复。除此之外，在饮食中也要多吃富含铁元素的食物，比如动物肝脏、海带、紫菜、黄豆、菠菜、芹菜、油菜、番茄、橘子等，民间也常用大枣、花生红衣作为补血食品。B族维生素对于红细胞的生长发育来说非常重要，多存在于动物肝脏和瘦肉中，绿叶蔬菜中叶酸的含量丰富，可以多食。蛋白质是血红蛋白的构成原料，如果产妇产后出现贫血症状，要多吃一些蛋白质含量丰富的食物，如牛奶、鱼类、黄豆等。

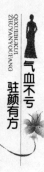

适合女性的补血良方

1. 荔枝粥

材料：荔枝肉10克，大米100克，白糖少许。

做法：将荔枝去壳取肉，与大米同放锅中，加适量清水，慢火熬煮，待熟时调入白糖即可。

功效：荔枝性味平、甘，该粥可健脾益气，养肝补血，理气止痛，养心安神，适宜产后食用。

2. 归参炖母鸡

材料：母鸡1只，当归30克，党参30克，葱、姜、黄酒、盐各适量。

做法：（1）将母鸡宰杀后，去毛及内脏；（2）将当归、党参、葱、姜、黄酒、盐放入鸡腹腔内；（3）把鸡放到沙锅内，加适量清水，武火烧沸后，转用文火炖至熟透即可。

功效：补气益血，健脾和胃。用于缓解产后体弱，气血亏损，四肢乏力，食欲不振。

小诀窍，大补气血

古人爱用"面若桃花"来形容女人的美貌，面色的润泽反映了内在气血的充盈程度。好气色的女人即使不化妆，也会给人一种清新脱俗之感。由内而外的美，才是真正的美，才会让女人的容颜如花般盛开。因此，就算留不住青春的年龄，我们也可以通过"养气"来留住青春的容颜，让美丽的生命之花开得更久更灿烂。

白开水养出好气血

研究发现，现代人存在摄入咖啡过量的问题，尤其是白领。日常生活中，咖啡似乎成了我们生活中不可缺少的饮品，其实，无论是咖啡、茶、可乐还是功能型饮料，都或多或少含有咖啡因。咖啡因的过量摄入会导致焦虑、心跳加速和失眠等问题，也间接地影响到我们的好气色。如果每天可以通过喝白开水、吃水果、喝粥等方式进行补水，并减少咖啡因的摄入量，相信不久就会看到一个面色红润的自己。

山楂吃出好脸色

山楂是常用的一味中药，性微温，味酸甘，入脾胃肝经，有降低血清胆固醇、降血压、利尿、镇静、消食健胃、活血化瘀等功效，可以强心、增加冠脉血流、扩张血管，适量食用可以让面色红润。所以说，山楂是每个女人都该吃的"好气色"食物。除了山楂，红枣、无花果等也可作为每天的小零食，它们都可以帮助女性养出好气色。

午睡睡出好气色

对于上班族来说，午睡无疑是一件十分奢侈的事。但越来越多的研究发现，每天中午小憩片刻对健康十分有益。午间小睡可以让大脑和身体得到双重的休整，让女人们气色更好，精力更加充沛。

美容药膳，养出好气血

当归煮蛋

材料：当归10克、黄芪少量、鸡蛋2个、红枣6个、红糖1勺。

做法：（1）把带壳的鸡蛋、当归、黄芪分别洗净，红枣温水泡发后掰开去核；（2）将鸡蛋、当归、黄芪、红枣放入药锅或者砂锅，加水两碗，大火烧开；（3）转中小火煮10分钟左右，鸡蛋捞出剥壳，用干净的针在蛋上刺几个孔，再放回锅中，小火煎至水只有一碗时，放入红糖，煮5分钟左右即可。

用法：在月经来之前的三四天或者经后一周开始，晚上空腹吃蛋喝汤，连吃两天。

功效：当归、红枣、红糖可以补血，黄芪可以补气。月经前后几天给自己煮一碗这样的美颜蛋汤喝，不但可以缓解痛经，还会养出面如桃花的好气色。

细嚼慢咽，吃出好气血

很多人由于工作压力大，时间紧迫，经常随便吃几口就算吃完一顿饭，却忘了那句老话——吃得慌，咽得忙，伤了胃口害了肠。这也是现在很多人都有肠胃疾病的原因。肠胃不好，消化就不好，更谈不上吸收好，如此便形成一个恶性循环。

细嚼慢咽可以促进消化，减轻胃肠负担，嚼得越细碎，消化、吸收得就越充分。现代医学表明，一口食物的咀嚼以30次为最理想，不仅可以增加唾液分

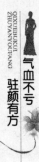

泌，使食物与唾液充分搅拌，还可中和食物中过多的食盐。另外，唾液中含有氧化物酶，也可使食物中的致癌物转化为无害物质，达到抗癌的目的。

咀嚼能牵动面部肌肉，对脑部的血液循环有很大的改善作用，同时还能促使太阳穴附近的血液加速流动，从而松弛大脑神经，缓解紧张情绪。可以说越嚼越聪明，越嚼越放松。其次，在咀嚼时，由于面部血液供应量加大，表情变得丰富，面部毛细血管变得畅通，所以能够有效改善面部营养，防止皱纹，使面色红润光泽，脸部皮肤有弹性。

经脉通，则气血通

传统医学认为，经脉是联通人体五脏六腑的通路，也是输送人体必需营养物质的重要载体。经脉堵塞，导致体内垃圾无法及时排出体外，就会引发诸多美容问题。几千年前的《黄帝内经》就谈到："经脉可以决生死，处百病，调虚实，不可不通。"由此可知，要想有一个健康的身体，就要守护住经络，不要让经络阻塞而出现气血紊乱、不和的现象。就女性而言，保持经络畅通是女性延缓衰老、留住美丽的重要手段之一。

为什么经脉对于一个人的健康如此重要呢？

首先，经脉能够联系脏腑，沟通内外。人体的五官九窍、皮肉筋骨等为了完成正常的生命活动，把体表感受到的各种刺激传到脏腑，需要经脉的沟通；反之，当脏腑功能失常时，也需要由体表反映出来，这同样需要经脉来进行联络和沟通。

其次，经脉是气血运行的通道。经脉可以将营养物质输布到全身各处，营养脏腑、濡润筋骨、通利关节。简而言之，经脉可以运行气血、营养全身，具有抗御病邪、保卫机体的功能。

第三，经脉与美容息息相关。经脉不通，血流自然不畅，随之而来的颜面问题也就不可避免。特别是血瘀造成的斑点，可谓是爱美女士避之不及的"大敌"。因此，想要美丽无死角，首先得保证经脉通调。

既然经脉对美容如此重要，我们就要了解并掌握如何才能通过经脉来达到美容的目的。谈起经脉，就不能不提到穴位。穴位是经脉气血灌注聚集的部位。打个比方，如果把经脉看成是一条线，那么穴位就是组成这条线的各个点。因此，穴位同经脉一起成为中医美容养生中的重要组成部分。

我们知道，按摩是通过外力来实现血脉畅通，其效果虽不及身体的内部调理对疏通气血的效果显著，但对于那些由体质、外邪等造成的斑、皱纹还是有一定作用的。下面为大家介绍几种有效的面部按摩法。

1. 额头

用双手食指和中指分别沿脸颊两侧向上移动，在太阳穴处用指腹按压十次，接着继续上移到前额处，用全部手指的指腹轻轻按压。用一只手的掌心根部轻轻按压前额，五指尖逐渐上移至发际，再换另一只手以同样方法进行，重复三到四次。

2. 脸颊

双手从下巴开始，采取由内向外打圈的手法，边打圈边逐步上移，达到眼睛下方时，改变方向，向两侧脸颊移动。

3. 脸中部

用双手食指和无名指指腹分别从上下唇中间开始，向口角两侧打圈移动，在到达颧骨时用所有手指轻轻按压十次。

4. 眼周

用双手食指和无名指指腹分别在两眼内眼角处轻压几次，然后向外眼角移动，到太阳穴周围时用所有手指轻轻按揉。

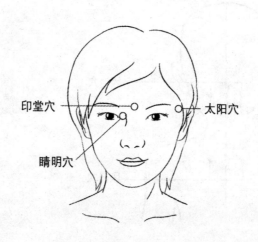

印堂穴 ——

睛明穴

—— 太阳穴

5.鼻翼

用双手中指指腹在鼻孔两侧上下轻轻按压十次。

想青春永驻，让气血动起来

想要保持青春靓丽的容颜，单纯追求气血充盈还远远不够，还要让气血在身体里动起来。这里所说的让气血"动"起来，指的是让血液循环畅通起来，血液畅通了，气血供应才会充足，身体才能更健康，气色也就更好，整个人看起来也会更年轻。

你可能有疑问，血液循环怎么会不畅通呢？

女子天生喜静，血液循环本就比男性逊色很多，身体的产热能力自然会差很多，一不小心就会出现气血不畅。由此，很多女性便出现了偏寒体质，这一"寒"不要紧，女性的面容也会在这"寒光"中黯淡下来，憔悴下来。

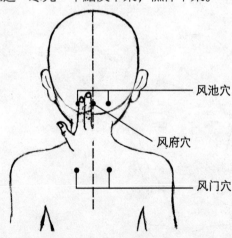

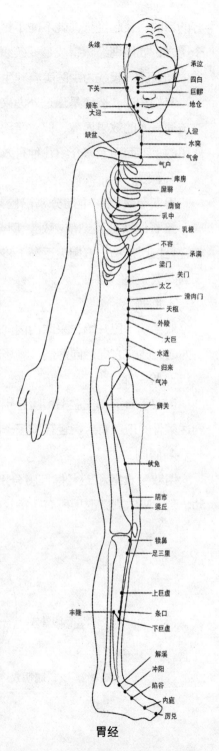

胃经

40

此外，空调也是导致人们体质偏寒的罪魁祸首之一。很多写字楼一年四季都吹着中央空调，在这样的环境中办公，无论冬夏都可以穿得很少。特别是夏天，在骄阳似火的室外冒了一身的汗，毛孔大开的时候进入冷气森森的办公室，虽然当时觉得很爽，但寒气很容易就从打开着的毛孔中长驱直入体内，久而久之就形成了寒性体质。

只有体内五脏温暖，气血充足，才能保证血液循环通畅。如果觉得自己体质偏寒，可以通过饮食来调整。在饮食上多吃与寒性体质相反的食物，就可以使身体阴阳调和，改变寒性体质。特别是已经当了妈妈的女性朋友，大多属于寒虚体质，应该多吃橘子、草莓、樱桃、石榴、山楂、大枣、栗子、芥菜、南瓜、葱、姜、蒜、花椒、大料、辣椒、香菜、羊肉、羊肾、鸡肉、猪肝、猪肚、带鱼、鳝鱼。

在日常的饮品上还可以选用茉莉花、桂花、熟普洱。也可以多喝一些红茶，暖胃安神。少喝绿茶，会加重体寒。

此外，想改善偏寒体质还要养成良好的生活习惯。俗话说，春捂秋冻。春天就是该把自己捂起来，尤其是后背，背为一身之阳，从颈椎到背，有风府、风池、风门三大要穴，特别要注重保暖。就算春回大地，也不要过早换上超短衣裙，因为胃经、胆经、脾经、肾经、膀胱经和肝经都在大腿上，大腿受凉，这些经络无疑也会跟着受累，发生淤堵。

保护气血，从抓"凶手"开始

气血对于女人是如此重要，面对谋杀气血的"凶手"，怎么可以坐以待毙？任谁也无法宽容到坐视"敌人"摧毁自己如花的容颜，所以，赶紧行动起来吧！因为每消灭一个"凶手"，我们就向美丽又靠近一分。

久坐不动

现在单位办公都与电脑离不开，于是便产生了一个新的群体——办公室久坐族，一天中至少有6个小时是在电脑桌前度过的，虽然有着舒适的办公环境，但就在这个时候一个隐形的杀手正在靠近我们，破坏我们的气血，威胁我们的健康。对了，这个凶手就是我们久坐不动的办公姿势。

41

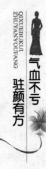
长时间坐着不动，臀部与大腿的膀胱经自然会受到压迫，极容易造成膀胱经气血的运行不畅，从而出现膀胱经功能失常。并且，肾经与膀胱经之间存在着表里关系，一旦膀胱经受损，肾脏功能也会出现异常，"久坐伤肾"就是这个道理。肾气不足，极容易造成气血双虚，出现失眠多梦、皮肤瘙痒、便秘、烦躁不安、经量减少等症状。若是这些问题在面部反映出来，就会出现色斑。色斑其实就是我们身体不健康的一个信号，它在对我们说，身体内的气血出现淤阻，在中医上称之为气滞血瘀。

职场白领是比较常见的气滞血瘀人群，这与两方面有关系，一是久坐不动；二是办公室人群大多从事脑力劳动，极容易思虑过度。中医认为，思伤脾，而脾又是后天精华之源，脾伤了，升化精气自然受阻，就不能及时的供养气血。而且，血的运行也是需要气的推动，气不足，血行就不能畅快，从而出现气血淤堵。

更为可怕的是，久坐不动极容易导致不孕，一些不喜欢运动的女孩经常坐在椅子上一坐不起，甚至在吃饭的时候都不离开办公桌。想想看，一天之中有七八个小时保持一个坐姿，血液循环怎能流畅呢？血液循环不畅，就容易因为气血瘀滞导致输卵管不通，结果造成不孕。

因此，即使手头的工作再忙，也应该为自己安排一些户外运动。有时间的话，多敲打敲打双腿内侧的脾经、胃经和肝经，这对疏通气血也很有好处。背部经络尤其可以多敲几次，后背膀胱经是人体的排毒通道，经常敲一敲，可以帮助身体排出毒素。

心神损耗

在中医养生中有三个层次："上养神意"，"中养精气"，"下养身形"。在中医看来，调养精神就是养生的最高境界。但是，上班一族，最伤的就是"神"了。尤其是奔走在职场当中的女性，工作上不能有失误，家庭生活还要打理好，稍不注意，就会让自己身心疲惫，落得个神形俱损。神伤之后会出现两种后果，一种是耗气伤精，导致气血双虚；一种引发气机紊乱，出现气血失衡的症状。

《黄帝内经》记载："悲哀忧愁皆心动，心动则五脏六腑皆摇"。心主管人身所有血脉，心神伤了，就会造成气血的虚耗。正常的劳作能帮助心脏的运化，有利气血流通，增强体质。但是过度劳累，特别是过度劳心、劳神，必然会造成身体损伤。

女性朋友在生活工作中想要扮演好两种角色，必须学会将自己的情绪调节好。首先，要让自己心胸开阔，与人交流不可斤斤计较。其次，争取每天拿出一部分时间，让心静下来，做做冥想，想象一些美好的事情，愉悦身心。再次，要在一个时间段内只做一件事，无论事情多么繁杂，也要慢慢理清头绪，然后集中精力，努力在一个时间段中做好一个事情。这样既能提高办事效率，也能够将精力提升上去，一举两得。

过分依赖电脑

电脑的出现给我们的生活、工作带来了很多便利，但是也给我们的身体造成了一定的伤害，首先就是颈椎病、腰椎病，并且患上近视的人也越来越多。颈椎病和腰椎病除了会让颈、肩、腰疼痛之外，它最大的后果就是导致气血失衡。中医认为颈椎和腰椎问题是一种"痹症"，而痹症，在血脉上的表现就是血凝不流。

相信不少朋友在这上面都吃了苦头，这里为大家支一招，对于后溪穴进行按摩。不论是颈椎、腰椎问题还是肩背痛，按揉后溪穴都有很好的效果。

后溪穴处于手小拇指下两三厘米的地方，寻找穴位的方法是：将手握拳，第5指关节后的远侧掌横纹头赤白肉际处即为此穴。后溪穴是小肠经上的腧穴，其主要功能有利窍疏经、安定心神，预防驼背、腰部、颈椎、腿部疼痛等作用，在缓解疲劳、保护视力、补精益气等方面也起到一定的作用。

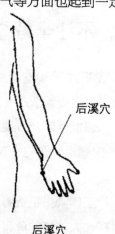

后溪穴

后溪穴

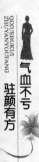
习惯性熬夜

由于生活节奏的加快，工作压力的不断加大，熬夜逐渐成为职场白领的一种生活习惯。我们常把熬夜和黑眼圈、皮肤粗糙画等号，却没有从根本上认识到熬夜对身体的严重危害。

其实，绝大多数的女性原本拥有健康的身体，但经常熬夜、连续熬夜使得这些女性日渐憔悴，眼圈发黑、面色蜡黄、头晕脑胀，并且伴随着腰酸背痛。经常熬夜的女性，很有可能因为睡眠不足而出现体能和精力不足的现象。中医认为，这些现象都是过劳导致的阴阳失调。据统计，经常熬夜的女性，患癌症的几率约是正常作息的女性的1.5倍，熬夜次数越多，患癌症的风险也就越大。

睡眠对于人体的新陈代谢来说非常重要，睡眠不足，身体的健康就会受到威胁，不但不能及时补充体内的消耗，还可能会由于激素合成不足而出现体内内环境失调现象。并且，不规律的睡眠还会导致皮肤严重失水，出现皱纹、暗疮、黑眼圈等皮肤问题。

只有养成按时作息的良好习惯，保证每天不少于7小时的睡眠时间，才能维持睡眠中枢生物钟的正常运转。有熬夜习惯的女性应该学会控制并纠正自己的不良生活习惯，避免自然节律被打乱而陷入恶性循环。

如果不得不熬夜时，应注意补水，喝些枸杞大枣茶或菊花茶，既滋补又去火。

关爱自己，不让辛劳夺走气血

俗话说，人到中年万事忙。尤其过了30岁的女性，既要赡养双亲，又要抚养孩子，在事业上还期望能够再上一层楼，于是终日奔波忙碌，不得停歇。过度劳累，只会破坏体内气血平衡，加速机体衰老。靓丽的容颜也因此而出现皮肤黯淡、脸色苍白、面斑滋生等各种问题。到了这个时候，就算使用再高档的化妆品，恐怕也"回天乏术"了。

世卫组织在一份报告中称："工作紧张是威胁许多在职人员健康的因素。"这一结论明确指出了过度辛劳对现代人健康的危害。在竞争激烈的职场中，一句无意间脱口而出的"好累",道出了多少人不忍言说的心声。"让青春永驻"不应该只是挂在嘴边的一句空话,而是要落到实处,劳逸结合,用实际行动来关爱自己,呵护美丽。

早在两千多年前,我国的医学就认识到了劳逸适度对身体的重要性,《黄帝内经·素问》中提到:"久行伤筋,久立伤骨,久坐伤肉,久视伤血,久卧伤气。"长期体力或脑力疲劳,会使气血伤耗,出现气短、困倦、心悸、失眠、健忘等症,严重者甚至诱发急性心脑血管疾病。相反,过度安逸也不利于身体健康。一个人如果太过安逸,终日无所事事,就会导致气血运行不畅,筋骨脆弱,脾胃消化机能衰退,抵抗力下降,还可能诱发肥胖、冠心病、高血压、糖尿病等病症。

由此可见,劳和逸都是人体的生理需要,只有劳逸适度,才能使气血调畅,形神兼备。《黄帝内经·素问》中还有"食饮有节,起居有常,不妄作劳,故能形与神俱,而尽终其天年"的记载,可见劳逸适度的确有利于延年益寿,符合真正的养生之道。

"劳逸结合"的精髓在于劳中有逸,逸中有劳,二者协调适度才能保持健康。说得通俗一点,就是人既不能太忙太累,也不能太闲太逸。太过安逸会使人体的一些零件"生锈",甚至会使部分器官的功能出现退化。而太忙太累,又会使体能精力过度透支,身体内部气血失衡,有损健康。因此,最科学的生活方式就是劳逸结合,忙闲适度。正如孙思邈在《备急千金要方·道林养性》所说:"养生之道,常欲小劳,但莫疲及强所不能堪耳。"

古人认为,天地与人体相对应,天地之气自然也会在人体上有所体现。具体来说,主要体现在五脏六腑的排毒时间上,每个脏腑都有其相对应的"值班"时间。

05:00—07:00,卯时,大肠经当值。该时段正值天地间阳气、清气生长,与大肠气相对应。大肠气此时最旺,是排便、排毒的最佳时段。

07:00—09:00,辰时,胃经当值。这个时间喝点温开水,吃点早点,以保持胃的濡润。

09:00—11:00,巳时,脾经当值。因为脾主四肢,所以这个阶段活动筋骨对养脾非常有益。另外,脾喜干净,此时间段不要进食燥热的食物。

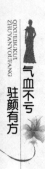

11:00—13:00，午时，心经当值。此时心经气血最旺，人在午时小睡片刻，对于养心大有好处，可使下午乃至晚上精力充沛。心率过缓者11点宜补心阳；心率过速者宜滋心阴。

13:00—15:00，未时，小肠经当值。这段时间可以吃点帮助消化的食物。喝水和安静可以养小肠。饭后两肋胀痛者在此时宜降肝火、疏肝理气。

15:00—17:00，申时，膀胱经当值。这个时间可以大量饮水，有利于清洗膀胱。申时人体温较热，阴虚的人尤为突出，此时滋肾阴可调此症。

17:00—19:00，酉时，肾经当值。这个时间段需要放缓生活节奏，以收敛阳气。可以吃点补肾滋阴的食物。经过申时的人体泻火排毒，肾在酉时进入贮藏精华的时辰。肾阳虚者酉时补肾阳最为有效。

19:00—21:00，戌时，心包经当值。此时练点静功可以保护心脏，有助睡眠。心发冷者戌时补肾阳；心闷热者戌时滋心阴。

21:00—01:00，亥、子时，三焦经与胆经当值。三焦亥时当值，如果脏气不调，可在此时采取按摩保健或者药补的方式，来调理五脏。人如果在亥时睡

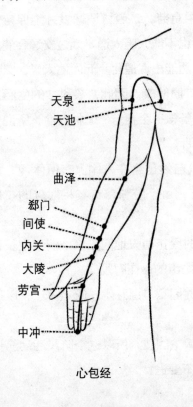

天泉
天池

曲泽
郄门
间使
内关
大陵
劳宫

中冲

心包经

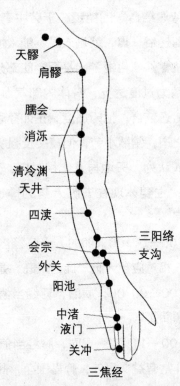

天髎
肩髎
臑会
消泺

清冷渊
天井

四渎

会宗
外关

阳池

三阳络
支沟

中渚
液门
关冲

三焦经

眠，百脉可休养生息，对身体十分有益。胆腑子时当值，此时经络合阴，需要好好休息以护胆气。日久子时不入睡者面色青白，易生肝炎、胆囊炎、结石一类病症，其中一部分人还会因此"胆怯"。

01:00—05:00，丑、寅时，肝肺经当值。此时，安睡可以帮助肝肺排毒。

这个规律与古人"日出而作、日入而息"的生活方式十分契合，如果我们能够改掉晚上熬夜早上不起的不良生活习惯，在作息时间上做一回"古人"，劳逸结合，将是给予身体和容貌最贴心的呵护。

也许有人会说，人在职场，身不由己，谁不想放慢节奏，享受悠哉乐哉的闲适生活。是的，就现在的职场大环境而言，彻底放慢工作、生活节奏确实不太现实，但我们至少可以通过一些小的改变，来缓解过度辛劳所带来的压力与身体不适。

1. 过度辛劳，势必影响睡眠质量，所以睡前就不要继续纠结工作上的事情了，尽可能让自己放松下来，听听音乐，看看书。高质量的睡眠，是女性最好的美容师！

2. 少吃速食食品，因为它们会让你不自觉地加快用餐速度，不加喘息地重新投入工作。忙碌的工作过后，应该让自己尽情享受用餐的快乐，和同事谈谈工作以外的事情，可以有效减轻压力，放松心情。

3. 把长时间埋头工作的时间适当分段，每隔两个小时就抽出几分钟来休息一下，让紧张的神经得到放松。

4. 加强锻炼，是保持身材匀称、皮肤细嫩的妙计良方。运动能促进血液循环，改善心肺、大脑功能，消耗多余脂肪，使机体因为得到充足的血氧供应而青春焕发，活力四射。

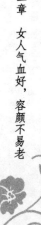

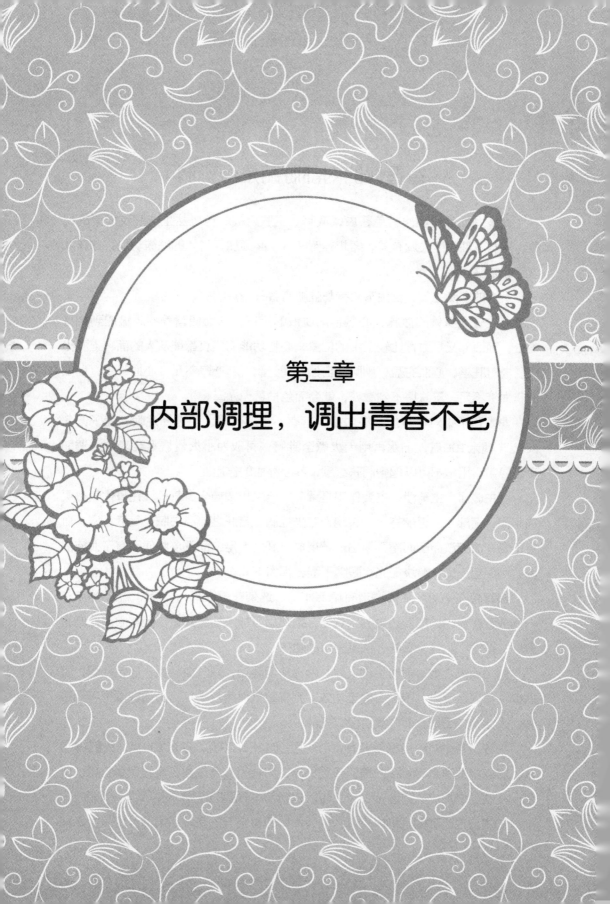

第三章

内部调理，调出青春不老

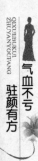

看看你的内部脏腑是否协调

许多女性都呈现出脸色苍白或灰暗、肌肤粗糙、色斑丛生或皱纹堆累的现象，这与五脏功能失调有关。要想养颜美容，必须加强身体的脏腑功能，这样才能青春永驻。

女人的容颜之美，自生下来就与脏腑有着分不开的关系。

心主管人身体的血脉，心气推动血液的运行，从而使营养物质输送到全身各处。而面部又是血管比较集中的位置，心脏功能的盛衰都能从人的面容上看出来。心气旺盛，心血充盈，则脸上自然光泽红润。若心气不足，心血亏少，面部血管血液不足，皮肤得不到滋养，就会面色枯黄无光泽。

龙眼莲子粥对心气虚、心血亏少者有不错的效果。可选择龙眼、莲子肉各30克，糯米100克，加水再用大火煮至沸腾，再改为小火慢慢煮至米粒烂透即可，经常食用本粥可以起到润肤红颜、养心补血的作用。

肝主藏血，主疏泄，主要作用是调节血流量和调畅全身气机，让身体气血更加平和，面部血液更加充足，表现为容光红润。若肝之疏泄失职，气机不调，血行不畅，血液淤滞于面部则易出现黄褐斑。肝血不足，面部皮肤便没有了血液滋养，则面色无华，黯淡无光，眼睛干涩，视力下降。

银耳菊花粥对肝脏失调者有调节作用。选菊花、银耳各10克，糯米60克。一同放置在锅内，加入适量的水煮粥，粥熟后可加入适量蜂蜜。经常服用此粥有养肝、补血、明目、润肤、祛斑美白的功效。

脾为后天之本，气血生化之源。脾胃功能健运，则气血旺盛，面色红润，肌肤弹性良好；反之，脾失去健运功效，则导致气血津液不足，美丽容颜得不到滋养，人会精神委靡，面色淡白没有光泽。

红枣茯苓粥对脾运障碍者有调节作用。选茯苓30克，粳米100克，大红枣20枚。将红枣洗净之后将核去掉，茯苓捣碎，与粳米共煮成粥，可作早餐食用。可滋润皮肤，增加皮肤弹性和光泽，可以起到美容养颜的作用。

肺主皮毛。肺的气机以宣降为顺，人体通过肺气的宣发和肃降，使气血津液得以布散全身。若肺功能失常时间过长，则肌肤干燥，脸色干枯无光泽。

百合粥主要针对肺功能失常者。选百合40克，粳米100克，冰糖少许。将百合、粳米加水适量煮粥。粥将成时加入冰糖，晾凉即可食用，可作早餐。对于各种发热症治愈后遗留的面容憔悴，长期神经衰弱，失眠多梦，更年期妇女的面色无华，可以很好地恢复其面容光泽。

肾主藏精。肾精充盈，肾气旺盛时，五脏功能都能正常运行，气血旺盛，容貌自然不衰。当肾气虚衰时，人易早衰、白发、长皱纹。

芝麻核桃粥，其主要针对肾功能失调者。选芝麻30克，核桃仁30克，糯米一同放入锅中，加入适量的水煮粥，代替早餐食用。能帮助毛发生长发育，使皮肤红润光洁。

所以，容貌似乎是女性的"面子"问题，实际上却是内部五脏与气血运化问题。可以说，五脏强盛，是面容红润、光泽的保证，气血充盈，是女性养颜美容的基础，故中医美容对于脏腑美容非常重视，通过滋润五脏，补益气血让身体康健，容颜常驻。

气血两亏需养心

中医认为，一个人面色是否润泽，反映的是体内是否气血充盈。心主血，心血充盈了，人的颜面自然红润而有光泽。养心，能让女人的容颜润泽如蜜；养心，应当是女人的终身必修课。

控制"七情"

中医理论认为，心主血，血脉是情志疏发的基础，情志是血脉功能的综合反映。情志为五脏所管属，但总统于心，因此，控制情绪对养心起着至关重要的作用。

1. 养生需制怒

自古至今，很多长寿之人调养情绪的第一步就是学会宽容大度，遇事不发怒，养生养颜必须要戒躁。

中医认为，一个人如果可以做事平和、没有贪欲，体内的气息自然是非常柔

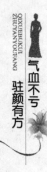
和的，精神也内守而不耗散，外邪因此不能侵入体内。而当一个人焦躁时，心理失控，极容易造成免疫力下降，疾病便"乘虚而入"。

2. 莫要过度悲伤

悲伤过度，会加速细胞的老化，春秋时期的伍子胥就是一夜愁白了头。从中医的情绪养生角度来看，如果不懂得如何克制悲伤节哀，过度伤痛就会造成人的早衰与早逝。悲伤时，不可一人独自痛苦，应当寻找精神解脱。

3. 养颜需去愁

遇到让我们烦心的事情，就应该平稳自己的心情，杞人忧天对于解决事情没有任何的帮助，开阔的心胸才能包容所有的忧愁与烦恼。俗话说，"一笑百忧解"，经常看一些喜剧片，听听轻音乐，用开朗、乐观的态度去排除忧愁。何以解忧，就是放宽心。

让人心平气和的食物

1. 含钙质的食物

钙可以抑制脑神经兴奋，安抚人的情绪，坚固牙齿。牛奶、骨汤、各种豆类及豆制品的含钙量都非常丰富。

2. 含铁质的食物

可以帮助女性平稳情绪，减少躁怒。日常饮食中富含铁元素的食物主要有牛肉、瘦猪肉、羊肉、鸡、鸭及海鲜等。

3. 含维生素的食物

有助于女性的精神调节。全麦面包、麦片粥、玉米粥等谷物，都是不错的选择。

4. 疏肝理气的食物

莲藕、萝卜都具有疏肝理气的功效，常食能健脾胃，宁神养心。

肌肤干燥需润肺

肺是人体的呼吸器官，肺气的运动形式分为宣、降两种。宣是宣发的意思，也就是肺气向上向外的运动；降是肃降的意思，也就是肺气向内向下的运动。肺气的宣降运动，治理和调节着全身的气机。中医认为，如果肺功能失常日久，会导致皮肤干燥、面容憔悴、面生痘痘等。因此，养肺润燥关系着女性肌肤的润泽度，不可等闲视之。

日常生活中，可以采用以下方法来润肺养肺，长期坚持，自然可以美丽动人。

补水益肺

积极补充水分是最简单的润肺方法。尤其是在干燥的秋季，人体流失水分严重，及时补水对身体有百利而无一害。据测算，人体皮肤每天蒸发的水分在600毫升以上，从鼻腔呼出的水分也不下300毫升。在秋天，每日至少要比其他季节多喝500毫升的水，才能够保持肺脏与呼吸道的正常湿润度。

除了喝水外，也可直接从呼吸道"摄"入水分。操作起来也非常简单：将热水倒入杯中，用鼻子对着杯子吸入水蒸气，每次10分钟左右，早晚各一次即可。

食补养肺

秋季进补应当以养阴生津为主，多吃一些芝麻、蜂蜜、莲子、银耳、萝卜等柔润食物，少吃或不吃辛辣燥热之品，必要的时候可以服用一些补品，但宜清补，不宜大补。下面介绍的粥谱均有滋阴养肺的功效，值得一试。

1. 大枣银耳羹

原料：银耳5克，大枣10枚，冰糖适量。

做法：银耳泡发，与大枣一起加入适量水煮1~2小时，调入冰糖即可食用。

2. 银耳大米粥

原料：银耳5克，大米50~100克，蜂蜜适量。

做法：银耳泡发，大米淘净，加适量水同煮。煮好后加入适量蜂蜜，搅匀即可。

3. 莲藕大米粥

原料：莲藕10克，大米50克，蜂蜜适量。

做法：莲藕洗净切碎，大米淘净后，加适量水与莲藕同煮。煮成后加蜂蜜调匀即可。

其他常见食品，比如乳鸽、鱼肉、豆类等，含有许多人体的必需氨基酸，能起到补肝益肾、补气益肺、健胃健脾、滋肾固精等作用，维持人体脏腑各个功能的正常运作。此外，还可以在医生的指导下选择一些具有宣肺化痰、滋阴益气的中药，如百合、杏仁、川贝母等，加以调理。

按摩护肺

1. 按迎香穴

迎香穴位于鼻翼外缘中点旁，当鼻唇沟中间。取穴时，通常采用正坐或仰卧的姿势。按摩前，要先将两手的拇指外侧相互摩擦至有热感，然后用拇指外侧沿鼻梁、鼻翼两侧上下来回按摩60次左右，再按摩迎香穴20次，早晚各做1组。这种方法可益气养肺，祛风通窍。

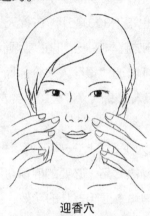

迎香穴

2. 叩肺俞穴

肺俞穴位于人体的背部，当第三胸椎棘突下，左右旁开二指宽处。取穴时，通常采用正坐或俯卧姿势。每晚临睡前端坐在椅子上，两膝自然分开，将双手放到大腿上，闭目放松，意守丹田。吸气于胸中，双手握成空心拳，轻叩背部的肺俞穴数十下，然后抬手用掌从两侧背部自下而上轻拍约10分钟。这种方法能够舒畅胸中之气，具有健肺养肺的功效。

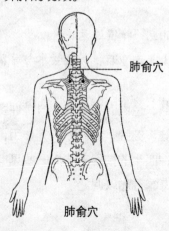

肺俞穴

肺俞穴

面色无华需护肝

不能控制情绪，是修养欠缺的一种表现，而从中医的角度来看，不能很好地控制情绪，对气机的运行、肝脏的疏泄也会造成阻碍，所谓"怒伤肝"，其实就是这个含义。

肝脏在人体中主要的作用就是藏血和疏泄。肝血不足，会对我们的容貌产生很大的影响，面部皮肤因为缺少气血的涵养，就会呈现出黯淡无光、面色无华的现象。肝功能正常，则全身气血运行正常，面色自然光洁红润；肝失疏泄，易致气机郁结，反映在面部，或面色发青，或出现黄褐斑，影响容貌。因此，善待肝脏，肝脏自然会给我们身体一个"面子"，使体内的气血调配有度。如此，才能成为一个名符其实的美丽女人。

饮食护肝

人体需要的蛋白质、脂肪、糖类、维生素以及矿物质元素等，是养肝护肝的必需营养。饮食养肝，应当多食瘦肉、蛋、奶、鱼、豆制品等富含优质蛋白的食品，适量的葡萄糖、蔗糖、蜂蜜对肝也有很好的保养作用。此外，还可以摄入一些补血的食物，比如红枣、红豆、菠菜以及动物肝脏等。

1. 胡萝卜猪肝粳米粥

原料：猪肝、胡萝卜和粳米各100克。

做法：胡萝卜、猪肝切碎，加粳米煮成稀粥服用。

功效：补益肝肾，养血明目，适用于肝肾阴血不足所致的视物昏花、两目干涩、夜盲症者。

2. 枸杞甲鱼羹

原料：枸杞50克，甲鱼250克。

做法：甲鱼切块，加枸杞放入沙锅中，用小火煮60分钟，加入葱、姜、盐、醋调味。

功效：补益肝肾，滋阴强壮，适用于肝肾不足所致的体弱无力、阴虚盗汗、视物不清、面色无华者。

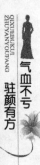
3. 菊花决明茶

菊花5克，决明子10克，用开水浸泡代茶饮。

功效：清肝明目，润肠通便，适用于肝火所致的头涨痛、头眩晕、目赤肿痛及便秘者。

此外，在养肝护肝时应特别注意多喝水少饮酒。肝脏是人体一个物质代谢与生物转化的组织机构，体内大多毒素都是由肝脏来分解的。酒精本身就是含毒性的，对肝脏的损伤很大。平时应该养成多喝水的习惯，及时补水可加快血液流速，促进排毒与新陈代谢，从而有效减少有毒物质对肝脏的损害。

情志护肝

中医认为，"肝在志为怒"。所有我们应该学会调整自己的情绪。例如，在生气的时候尝试转移注意力，想一些高兴的事情。日常生活中，经常散步、郊游、亲近自然，学会与大自然接触，有助于调节体内的火气，这是养护肝脏的良方。

顺时护肝

中医认为"肝属木"，"喜条达而恶抑郁"，"肝与春气相应"，意思就是说肝与春季生长之气相应。春季是养肝最适宜的季节，同时也是肝病的高发季节，所以，春季要注意肝脏的养生和保健。春季万物萌生，也是气血生发的季节。我们人体应以四时而动，经常外出活动。在温暖的阳光下，抛开烦恼和杂念，将自己融入到大自然中，体会着万物生机勃勃的景象，对肝脏和容颜的养护都是有好处的。

粉面生痘需利胆

胆是人体内脏的六腑之一，与肝经脉相连，互为表里，只有这两个器官正常，才能保证全身的正常运转。人体正气才会强盛。胆的功能主要是贮藏胆汁，在肝的疏泄作用下，将胆汁疏泄到肠道内，这样才能将所有的食物消化。如果肝失疏泄，就会对胆汁的疏泄造成影响，胆汁排泄不畅，脾胃的消化功能会变弱，出现食欲减退、腹胀、腹泻等消化不良症状。此外，还会致使头皮冒油、刺激痘痘生长，不利于女性的美容养颜。所以说，给胆清热、解气郁，既是给健康除害，也是为女人的美丽容颜扫清障碍。

饮食利胆

1.西兰花

被称为"天赐的良药"、"穷人的医生"，除了具有众所周知的抗癌作用之外，还具有补肝益胆、益心养血、增强免疫力、降血糖等功效，患有高血压、高血脂、糖尿病、心脏病、胆结石、胆囊炎、贫血等疾病的人都可以放心食用。

从现代营养学来看，西兰花营养丰富，其蛋白质含量是菜花、番茄的3~4倍，而且含有比其他蔬菜更全面的矿物质成分。在挑选西兰花的时候，将西兰花拿在手里掂一掂，感觉越沉的，质量也就越好。不过，花球过硬的西兰花一般比较老，建议不要购买。

2.茼蒿

又名蒿子秆、蓬蒿菜，含有丰富的维生素、胡萝卜素、蛋白质、矿物盐以及多种氨基酸，有安心养神、润肺补肝、清血化痰、调节体内代谢、消除水肿的功效。此外，茼蒿还含有一种有特殊香味的挥发油以及胆碱等物质，具有平肝利胆、宽中理气、降低胆固醇的作用。

按摩利胆

胆经是人体很关键的一条经络，《内经》上说，"肝者，将军之官，谋虑出焉；胆者，中正之官，决断出焉。"中医理论认为，肝胆为表里相通的脏腑，肝经的毒素会疏泄到胆经以缓解自身压力，而胆经就会承受着大量的肝毒，非常容易淤滞堵塞，导致肝脏毒素无处可排，所以，要经常对胆经进行疏通，保持胆经的畅通。敲打胆经，加速胆经活动，促进胆汁分泌，加强胆汁协助消化的功能，提高人体的吸收能力，让人体的吸收得到保证。

胆经一共有44个穴位，是一条从头到脚的经络。不过，由于胆经只有大腿外侧的一条，所以虽然穴位众多，但相对比较孤立，敲打起来十分顺手。敲胆经的具体做法如下：

坐在椅子上，一条腿放于另一条腿上，也就是我们常说的"二郎腿"，然后从大腿外侧跟盆骨交界处的环跳穴开始敲，往膝盖的方向敲。虽说敲胆经是有穴位位置的，但对于初学者来说，摸不准也没关系，平均分布着敲就可以了，只

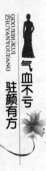
是不要敲到小腿上，因为小腿上胆经与胃经的位置很近，用敲的方法难以完全分开。敲的时候，力度适中，以让敲的部位有酸痛感为宜。以每秒两下的节奏，左右各敲200下。

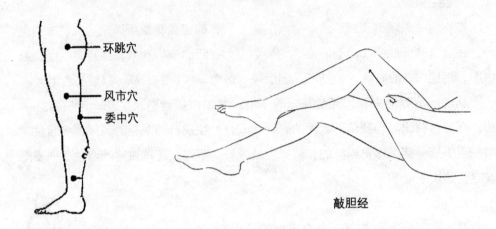

环跳穴

风市穴
委中穴

敲胆经

需要注意的是，晚上11点以后不宜再敲胆经；孕妇不能敲胆经；女性在经期也要少敲或者不敲。

气血不畅需健脾

脾主运化，指的是脾能够将饮食水谷运化成精微和糟粕，并且将其中的精微输送到全身。水谷精微是维持人体生命活动所需能量和营养的主要来源，同时是气血赖以生存的基础物质，它们的价值就是通过"脾"来体现的。因此"脾"又被称为人的"后天之本"。脾的健康与否对一个人的身体健康有着十分重要的意义，脾气健运，则气血生化有源，人的肌肤也会因此变得饱满而有光泽，面色口唇也很红润；相反，如果脾胃功能失调，就会出现皮肤干枯粗糙、体型肥胖、面色晦黯发黄、口唇苍白等现象，身体健康也变成一句空谈。

脾的健康不但影响着身体的健康，对女人的容貌同样意义重大。女人想要神采奕奕、光彩照人，离不开脾的保驾护航。日常生活中，可以通过饮食、按摩、情绪调节等几方面来健脾。

饮食健脾

由于脾脏具有化生、吸收和输布水谷精微的功能，并以此调和人的五脏六腑，因此在饮食中，可以适当多食一些营养丰富而又具有调理脾脏功能的食物，常见的主要有粳米、糯米、土豆、红薯、香菇、扁豆、红枣、栗子、鸡肉、兔肉、猪肚、牛肚、羊肚、泥鳅等。

1. 芝麻豆奶

原料：黄豆40克，黑芝麻屑15克，白糖30克。

做法：（1）将黄豆淘洗干净，用500毫升清水浸泡1夜，然后研磨成浆，用洁净纱布滤去豆渣；（2）把豆浆烧至沸腾后，改用小火再煮20分钟，加入黑芝麻屑、白糖，搅匀后即可饮用。

功效：滋补肝肾，健脾养胃。

2. 鸽肉红枣盖饭

原料：乳鸽1只，红枣10枚，香菇3朵，生姜1块，米250克，黄酒、白糖、熟精制油各适量。

做法：（1）乳鸽宰杀后去毛及内脏，洗净斩块；（2）将乳鸽用黄酒、白糖、熟精制油调汁腌渍，再放入红枣、香菇、生姜片拌匀；（3）待米饭水烧得将干时，将鸽肉、红枣铺于饭上，盖严后小火焖熟。

功效：益气养血，健脾增肥。适用于单纯性消瘦症，对兼有贫血症状者也适宜。

按摩健脾

每天只要抽出一定的时间用来按摩与脾脏关系非常密切的穴位，能够起到畅脾气的作用。每天上午9点到11点，正值脾经当令，是补益脾气的最佳时间。按摩时，用拳头下端的肌肉，从脚踝上缘开始，沿着小腿内侧中线和大腿内侧上1/3沿线，一直敲打到腹部，双脚都要敲打。敲打时应该把握力度，最佳的感觉就是又酸又麻，每次敲打20～30分钟为宜。这条经络上有太白、三阴交（图见P12）、阴陵泉（图见P82）、血海等穴位，与脾脏的关系都非常密切，经常按摩，可以很好地疏通脾经，促进下肢静脉血液回流，能够达到祛斑、去皱、改善面色的效果。

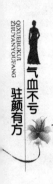

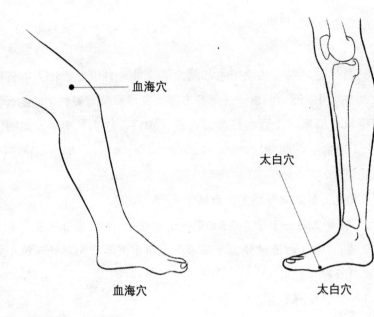

血海穴   太白穴

情志健脾

从中医学的角度讲，脾志为思。此处的"思"是思虑、思考的意思。我们知道，正常的思考是不会对身体造成影响的，但是过度的思虑会形成气结，不利于气的正常运行。因此，脾脏不好的人应当学会调节自己的情绪，尽量保持精神愉悦、避免过度忧虑，唯此才能打通气结，使气血通畅。气血通畅之人，美丽自然常伴左右。

面黄肌瘦需养胃

现代女性大都追求骨感，为了能拥有盈盈一握的小蛮腰，她们毫无怨言地将节食进行到底。可是很多时候，当节食减肥初见成效时，胃病也悄悄地在身体里"安营扎寨"了。追求美没有错，但以牺牲健康为代价，实在有点得不偿失。

胃的主要功能就是对食物进行消化、吸收，它的健康与否关系着人的生命活动，而生命活动的正常与否也会反映到人的体貌和皮肤上。女人的容颜是否娇艳，和胃功能的强弱有直接关系，可以说，胃脏是女人的营养之源。每个爱美的女性，都要好好呵护自己的胃。

对胃的呵护，应该从早餐开始。有很多白领从不重视早餐，或者不吃，或者仅仅一盒牛奶了事。要知道，不吃早餐，胃酸因为得不到食物中和，就会侵蚀胃黏膜，从而造成局部炎症溃疡。长期不吃早餐，会导致皮肤干燥、起皱和贫血，加速人体衰老。

早餐的养胃原则

1. 吃早餐要有规律。不规律吃早餐的危害性甚至大于不吃早餐的危害性。

2. 早餐要吃热的食物。热的食物有助于保护"胃气"。

3. 早餐需要科学搭配。早餐除了吃米粥、牛奶、豆浆等"稀的"以外，还应搭配一定量的"干点"，从多种食物中摄取营养。

4. 早餐不宜过多食用肉类或太油腻的食物。这些食品的脂肪含量较高，会给胃肠增加负担。

当然，午餐和晚餐对于胃的养护来说也同样不容忽视。

午餐的养胃原则

中午不仅是人体一天中消耗热量最多的时候，还要为下午储备所需要的热量，因此，午餐只有吃饱才能使身体获得足够的能量来维持下午的活动。

1. 食用温和饮食。温和饮食是一种无刺激性、含低纤维质、易于消化且具有足够营养的饮食。

2. 进餐时要放松，保持心情愉快。工作的事情，就暂时先放一放，和同事聊聊八卦，既调节心情，又能缓解压力。

3. 不要过多食用促使胃液分泌或是使胃黏膜组织受到损伤的食物。比如麸皮、水果的皮及种子、豆类的外皮、蔬菜中的粗组织等，这些比较粗糙的物质容易使胃肠受损。

4. 摄入足够的营养。为了保证足够的热能和营养，在午餐时可选择猪肉、牛肉、羊肉、鱼、豆类、白菜、土豆、胡萝卜、番茄、米饭、面食等食物。

晚餐的养胃原则

1. 饭前喝水。饭前半小时，先喝60～100毫升温开水，有助于消化。

2. 细嚼慢咽。食物在口腔中会被牙齿磨碎，也就是我们所说的咀嚼过程，咀嚼的时间越长，食物研磨得就越细碎，并且，食物与味蕾充分接触后，会刺激唾液腺分泌大量唾液，唾液中的唾液消化酶会将食物初步消化，此外，细嚼慢咽还

61

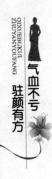

可以防止进食过多，长期坚持，具有减肥瘦身作用。

3. 晚餐忌过饱，七八分为佳。晚饭吃得太多，不仅不利于胃的休息，还会造成睡眠不实，而且营养过剩极易导致发胖。

4. 不要边看电视边吃饭。吃饭的时候，血液会集中在胃部，如果边看电视边吃饭，注意力就会集中在电视画面上，进而导致胃部供血不足，影响消化功能。

5. 饭后不宜立即饮茶。饭后立即饮茶会冲淡胃液，不利于消化吸收。

总之，不要在胃病找上门来才想起去养胃，养胃不但需要良好的习惯，更需要长期的坚持。

早衰脱发需固肾

青春易逝，红颜易老。时间对任何人都是公平的，没有哪张面孔能经得起岁月无情的冲刷。《素问·上古天真论》中有这样一句话，"女子四七，筋骨坚，发长极，身体盛壮；女子五七，阳明脉衰，面始焦，发始堕"。这句话的意思就是，女人28岁时身体健康、强壮；而到了35岁，就会开始衰老。女性的衰老进程和肾气的盛衰关系密切。

中医认为，肾脏是人的先天之本，是五脏六腑的精气生成的根本场所，无论在病理上还是在美容上，肾脏都占有极其重要的地位。肾精充沛，则五脏气血旺盛，人得以延年驻颜；反之，如果我们身体的肾精亏损过多，肾气不能输送到全身各处，人体得不到充分的滋养，就会呈现出皮肤枯槁、头发稀疏、视物昏花、牙齿松动、面色青黄无光泽等现象，严重的还会滋生黄褐斑，对容貌造成很大影响。由此看来，"肾"的养生保健是女性保持活力、延缓衰老最重要的方法之一。

饮食固肾

1. 板栗

板栗性温味甘，脂肪、钙、磷、铁及多种维生素含量丰富，尤其是维生素B、维生素C、胡萝卜素等。板栗除了具有补脾健胃的作用，更有补肾壮腰的功效，肾虚腰痛者应多食。

2. 山药

味甘，性平，为中医"上品"之药，除了具有健脾、补肺的作用外，还有益肾填精、长志安神、延年益寿的功效。此外，山药含有多种营养素，对妇女白带多、小便频数等症也有良好的缓解作用。

3. 淡菜

又叫壳菜、红蛤、海红等，为厚壳贻贝和其他贝类的干制品。因其味美而淡，故名淡菜。淡菜含有丰富的营养素以及一定量的维生素和微量元素，有补肝肾、益精血的功效。比较适合肾虚羸瘦、眩晕盗汗、腰痛之人食用。

4. 干贝

性平，味甘咸，有滋阴补肾的功效，肾阴虚者宜常食之。

5. 冬虫夏草

性温，味甘，有补肾补肺的作用。中医认为，虫草入肺肾二经，既能补肺阴，又能补肾阳，主治肾虚、病后虚弱、劳咳痰血、自汗盗汗等，是唯一的一种能同时平衡、调节阴阳的中药。肾虚的人，宜用虫草配合肉类如猪瘦肉、鸡肉或鸭肉等同炖食用，滋补效果非常好。

按摩固肾

坚持做以下几种保健按摩法，能使肾气旺盛，阴阳协调，精力充沛。

1. 叩齿、提肛

每天早上起床后叩齿100次，用舌舔上腭、舌下、齿龈至津液含满，频频咽

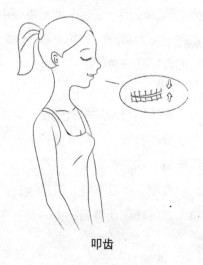

叩齿

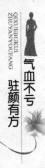
下，意送至丹田。提肛即将肛门收缩，吸气的时候肛门收紧，呼气的时候放松，一收一松为1次，反复做50次。这种方法具有固齿益精，补肾壮腰的作用。

2. 按摩下肢和涌泉

呈坐状，将双手搓热，两手掌分别紧贴脚面，从趾跟处沿着踝关节至三阴交（图见P12）一线，来回摩擦20～30次，然后用手掌分别搓涌泉穴（图见P11）100次。按摩涌泉穴可以调节胃肠功能，补肾强筋，防止早衰，对心肾不交引起的失眠症也有很好的防治效果。

3. 双掌摩腰

取坐位，两手掌贴于腰部，双掌从上向下摩擦40～100次，以局部有温热感为宜。此法有温肾摄精之效，对女子月经不调、虚寒带下等均有很好的防治作用。

排毒祛斑养护大小肠

《内经》上讲："肠常清，人长寿；肠无渣，人无病。"肠道素有"人体第二大脑"之称，好的肠道是身体健康、延年益寿的法宝；反之，就会成为万病之源，成为人体衰老的加速器。做到呵护大小肠，就得对大小肠有一个基本的了解。

小肠主受盛化物，分别清浊。简而言之，就是接受由胃初步消化的食物，并对其做进一步消化，将水谷转化为精微，并将食物残渣输送至大肠；大肠的主要功能就是将小肠输送过来的食物残渣进行进一步转化，吸收其中多余的水分，将剩下的残渣排出体外。

可见，大小肠担负着去除体内糟粕的重大责任，如果它们的消化吸收功能减退，不但会影响食物营养成分的吸收，而且会使过多的毒素在体内滞留，从而导致皮肤老化、粗糙，出现痤疮、雀斑等问题；相反，那些肠道功能较好的女性，她们的皮肤也会白皙透亮有光泽，并且不受色斑的困扰。所以，皮肤保养不是涂抹一些高档化妆品就万事大吉，想要让美丽"由内而外"地散发出来，就得好好呵护你的大小肠。

饮食护肠

肠道不好的女性可以通过饮食方面的调理，来达到改善肠道功能、排毒养颜的目的。在日常饮食中，应当添加含植物纤维素较多的粗质蔬菜和水果，以促进肠蠕动，改善肠道菌群。多吃粗糙多渣的杂粮，有利于改善肠道环境，比如糙米、山芋、薯类、豆类、玉米、燕麦等；新鲜的蔬菜和瓜果也可以促进身体排毒，比如苦瓜、黄瓜、韭菜、油菜、芹菜、香蕉、苹果、梨等；此外，还可以适当进食一些富含油脂类的干果，比如花生、核桃仁、松子、芝麻等。

肠道功能不良、排泄不畅的人，应当少吃肉类及动物内脏等高蛋白、高胆固醇的食物，忌食辛辣刺激性食物。

运动护肠

肠道排毒为机体排毒的关键，下面几个动作有助于肠道蠕动。

1. 转体运动

姿势以自然站立为主，两脚距离应与肩同宽，双手放在腰间。吐气的时候，应配合上半身的转动，至极限位置。吸气还原，此时双脚不要频繁移动。重复20次后，可反方向运动。

2. 单腿抬举外展

仰卧在床上或地上，右腿屈膝，使脚掌撑地。将左脚尖绷紧，将腿伸直，自下而上提起。向内吸气的时候慢慢将右腿向外侧伸展，最好是可以感觉大腿外侧伸展，停留5～10秒后呼气，恢复如初。此动作左右两腿交替，重复10次。

3. 四肢着地侧抬腿

以双手、膝盖支地，呈爬行姿势。将左腿轻轻地向外展开，膝关节自然弯曲，与地面平行。然后缓慢收回左腿，来回做20次，再换右腿，重复此动作20次。如此反复，双腿交换做4组，随时间的推移可延长次数。

4. 撑地单抬腿

用双手和左腿支撑身体，右腿上抬至和身体成直线的位置，并吸气。呼气并弯曲小腿，感觉大腿肌肉用力收紧时，保持5～10秒钟，还原。重复10次，可进行方向更换。

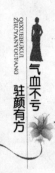

内部调理，重在排毒

人体每天进行着新陈代谢活动，无论代谢得彻底不彻底，都有可能会残存一部分毒素，凡是那些不能及时排出体外、对身体和精神产生毒副作用的物质，如瘀血、寒气、积食、气郁、上火等，都可称之为"毒"。这些毒素会堆积在脏腑之中，不但会加速脏腑衰老，那些由脏腑供养的皮肤、筋骨、肌肉、神经等也会跟着衰老。所以，要想留住青春的脚步，排毒是必不可少的功课之一。

从中医的角度来看，排毒的关键就是气血通畅。阴平阳秘，气血调和，让脏腑功能恢复正常，有利于化解、中和体内外产生的多种毒素，从而防止多种疾病发生。

健康的人，可以表现为气血津液的充裕与调和，看上去皮肤细腻、容光焕发。假如人体内堆积大量毒素、气血不畅、气血津液不能滋养皮肤，就自然出现色斑、痤疮、皮肤干燥、失去弹性等多种皮肤疾病。而皮肤的健康与否，也印证着我们身体是否健康。精神委靡不振的人，常表现为形容枯槁，面目晦暗。只有将机体的阴阳平衡恢复，才能保持容颜的亮泽光华。

想要排除身体毒素的女性朋友，可以从饮食、运动、按摩等几方面来进行。

饮食排毒

1. 茶叶

古书记载："神农尝百草，一日遇七十二毒，得茶而解之。"可见，茶叶的确有解毒清热的功效。现代医学研究表明，茶叶之中极为丰富的茶多酚，作为一种天然抗氧化剂，它可清除氧自由基，有保健强身、延缓衰老之功效。

2. 蜂蜜

蜂蜜其主要功效有润肠通便、润肺止咳、排毒养颜等，一直以来都是滋补强身、排毒养颜的佳品。根据现代医学研究表明，经常食用蜂蜜可以起到排出毒素、美容养颜的效果。

3. 黄瓜

黄瓜中富含多种微量元素，同时含有丙醇二酸、葫芦素、柔软的细纤维等成分，是蔬菜中极好排毒选择。黄瓜中的黄瓜酸，有助于人体的新陈代谢。黄瓜中丰富的维生素C具有美白肌肤，保持肌肤弹性，阻碍黑色素形成的作用。

4. 胡萝卜

胡萝卜具有健脾和胃、养血排毒等功效，曾经将其称之为"小人参"。现代医学证明，胡萝卜也有一定的解毒功能。

5. 冬菇

冬菇中含有18种氨基酸，30多种酶，葡萄糖、多种维生素、尼克酸、铁、磷、钙等成分，排毒作用显著。

运动排毒

排毒最有效的方式莫过于出汗，以运动这种主动出汗的方式来排毒，效果非常好。在运动中，最具代表性的排毒方法就是高温瑜伽了。近几年，高温瑜伽在国内十分盛行，它将流汗排毒合二为一，具有十分好的减肥效果。但是，高温瑜伽对身体的耐受性有一定的要求，并非适合所有人。除了瑜伽、滑冰、马术、球类等都是不错的选择。需要提醒大家注意，不要突然进行剧烈运动，运动后也不要立刻淋浴，最好等汗水蒸发或擦干后再进行清洗。

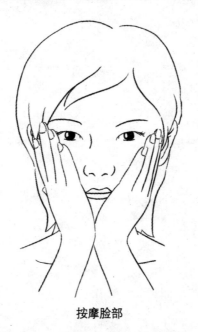

按摩脸部

67

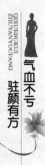

按摩排毒

由于肌肤每天直接暴露于空气中，容易产生自由基，从而产生细纹、黑斑或者整体肤色看上去十分黯沉。在选择抗自由基机制完备的保养品的同时，经常给脸部做做按摩也是十分必要的。这样的排毒方式不仅更有利于皮肤对保养品的吸收，还可以帮助肌肤排毒，让肌肤更加年轻有活力。

第四章

外肌保养，养得花容月貌

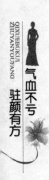
夏日防晒

夏天一到，无处不在的阳光和紫外线让爱美的女性们如临大敌。长期受到紫外线照射，轻者会使皮肤变黑或者滋生色斑，重者会造成肌肤灼伤、发炎，甚至诱发色素性皮肤癌。可见，防晒不仅关系到女士们的美容大业，而且还关系到身体健康。除了众所周知的防晒霜之外，还有其他一些防晒物品，能够共同陪伴我们安然度夏。

深色棉质衣服

高倍防晒霜中含有大量化学成分，会加重皮肤的负担，不宜经常、大面积地使用。而我们每天所穿的衣服，其实就是保护皮肤的第一道屏障。选取恰当的衣服，也能收到很好的防晒效果。

简单地说，同种材质，颜色越深、密度越高的衣服，防晒的效果就越好，因为深色系的衣服吸收的紫外线更多，而密度高的衣服可以有效阻隔更多的紫外线。如果单单考虑材质，化纤的防晒指数要略高于纯棉，但化纤材质透气性差，对皮肤有一定的刺激性，夏天穿这类材质的衣服容易起痱子、皮肤过敏。研究发现，深色纯棉质衣服大约可隔离95%的紫外线。所以，一件深色棉质衣服，如红色、黑色纯棉长袖，是安然度夏的最佳选择。

太阳镜

夏季，眼睛接受紫外线6～8小时后，双眼会出现异物刺痛感，刺痛感加重会产生剧痛、流泪、畏光、结膜充血等症状，这都是眼睛被晒伤的表现，甚至可能出现角膜上皮大面积脱落、视力下降等症状。所以，夏季需要防晒的除了皮肤还有眼睛，准备一款防紫外线功能比较好的太阳镜就显得非常重要了。

太阳镜之所以能够阻挡紫外线，是因为镜片上加了一层特殊的涂膜，在阻挡、吸收紫外线的同时，也阻挡了一部分可见光，使镜片的透光度有所下降。优质太阳镜既能有效阻挡紫外线，透光度又不易下降，而且涂膜还不易磨损。

辨别太阳镜是否具有防紫外线的功能，可以先看一下产品的标签上是否标明诸如"防紫外线"、"UV400"等标识。"UV指数"指的就是过滤紫外线的效果，通常防御90%以上的紫外线。佩戴隐形眼镜的人，可以选择具有防紫外线功能的隐形眼镜，可以过滤90%的紫外线，再佩戴太阳镜，安全系数就会更高。

选择太阳镜的颜色时，以中等深度为佳，比如灰色、茶色、绿色、琥珀色等。并且，镜片颜色的选择应以视物颜色不失真、物体边缘清晰、能有效识别不同颜色信号灯为原则。

遮阳伞

在夏天的防晒装备中，遮阳伞有着与防晒霜同样的地位。目前，市场上防紫外线伞的UPF一般在30到40间，只有少数品牌的产品UPF能够达到50＋。在选购时遮阳伞时，应仔细查看防护等级标识，再根据当地日晒情况，选购适合自己的伞。如果从伞面织物的规格上来判定的话，一般密度紧、厚度厚、颜色深的产品抗紫外线功能较强。在挑伞时，不妨撑开伞看其投在地面上的影子，影子颜色比较深的伞，防晒效果也相对较好。

应对皮肤晒伤

夏天紫外线较强，防晒不到位很可能会引发多种皮肤问题，如晒红、晒黑等，这些还是小事，如果皮肤被晒伤，如脱皮、起水泡可就很难恢复了。夏季游泳是女孩儿们喜爱的活动之一，而在烈日的烘烤下，皮肤晒伤似乎成了不可避免的问题，所以，如何迅速修复晒后的肌肤，成了女孩儿们关心的问题。

肌肤发红发烫

肌肤被晒得黑红一片，摸起来有明显的热烫感，但无痛感，属于轻微晒伤，不用太过担心，先用冰水清洁晒伤的部位，然后将冰镇过的晒后修复面膜敷到发烫的地方15分钟左右，能够缓解肌肤不适。如果发红面积比较大，可以先将化妆棉或纱布放到冰水中浸透，然后裹住发红的部位至彻底镇静肌肤。如果晒伤的是面部，修复的时候要格外小心，除了要敷晒后面膜，还要停用精华等护肤产品，清洁后用温和的化妆水或润肤露做些保湿工作就可以了。

肌肤疼痛红肿

如果肌肤除了发烫还出现疼痛感，甚至用肉眼就能看到明显的红肿现象，

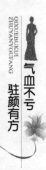
说明肌肤已经被晒伤了。最简单有效的方法就是冰敷，将纱布或毛巾放到冰水中浸泡，然后放到冰箱冷冻室中5分钟左右，取出后直接裹在晒伤部位。镇静皮肤后，将芦荟修复啫喱均匀地涂抹在晒伤部位至完全将其遮住。

红肿的肌肤很容易出现干燥紧绷的情况，因此，要及时为肌肤补充水分。除此之外，还可以将高度保湿面膜剪成大小适中的小块贴在红肿部位，同时在晒伤部位涂抹高于平时三四倍的保湿润肤霜，然后轻轻按摩几分钟，将未吸收掉的多余润肤霜用毛巾轻轻擦掉。

肌肤脱皮起水泡

出现这种现象，说明肌肤被晒伤得更严重了，在这个时候使用护肤品、化妆品都有可能会加重对皮肤的伤害。如果晒伤已经严重到这种程度了，就要及时到医院就医，经医生诊断后涂抹消炎药膏。如果是出游不具备医疗条件，可以将松软的消毒棉棒沾些冰水，然后轻轻地在肌肤上拍打，当心不要弄破水泡。水泡破裂或吸收后，可以将消毒棉棒沾些消炎药膏或芦荟胶，然后均匀地涂抹在晒伤处，痊愈之前最好不要使用护肤品、化妆品。

肌肤重度晒黑

无论是哪种程度的晒伤，皮肤都会被晒黑。其实，晒黑是人体对紫外线正常的保护反应，也是肌肤健康的表现，但是多数女性朋友是接受不了这一现实的。皮肤晒黑后，除了要冰敷、补水，还应涂抹一些富含维生素的美白晚霜，用来淡化黑色素。此时，最好停止繁复的护肤程序，使用一些温和、低敏感性的产品，护肤的步骤也是越简洁越好。洁面的时候，直接用清水就可以了，化妆水也要换成舒缓的具有镇静功能的喷雾。此时的肌肤是非常需要做防晒工作的，但是要避免化学防晒，选择纯棉长袖、太阳镜、遮阳帽、遮阳伞等物理防晒就可以了。

消除黑眼圈

每天早上醒来，最让人接受不了的是看到镜子中的自己挂着一对"熊猫眼"，重重的黑眼圈使人看起来无精打采，格外沧桑。俗话说，眼睛是心灵的窗户，漂亮美眉怎么可以忍受每天像"国宝"一样端坐于办公桌前。所以，赶紧行动起来，和黑眼圈说再见。

使用眼霜或眼膜

目前，市面上有许多眼霜和眼膜都有净白和滋润的效果，涂眼霜的时候配合一些轻柔的眼部按摩，对消除黑眼圈很有帮助。

如果能做一个滋润舒缓的眼膜，效果会更好。眼膜在缓和眼部疲劳的同时，还能有效滋润眼部肌肤。

茶叶包敷眼

将泡过的茶叶包滤干，放在冰箱中冰镇片刻，取出敷眼。记住一定要滤干，否则茶叶的颜色反而会让黑眼圈更加明显。

冰敷

用冰垫或用毛巾包裹着冰块敷在眼睛上，可令眼睛周围的微血管在热胀冷缩的情况下获得调节，帮助眼周肌肤消肿，而且可以促进眼部周围的血液循环顺畅，抑制充血。

酸奶疗法

喝完酸奶后，将剩下的一点倒在纱布上，然后将纱布敷在眼睛上10分钟，用清水洗净。或者，也可以将酸奶放入冰箱里冻十几分钟再拿出来，然后用化妆棉沾着擦拭眼周，坚持15分钟，黑眼圈即可得到缓解。

当然，这些对策都只能解燃眉之急，若要彻底消除熊猫眼，还应当从饮食、生活习惯等多方面来进行调理。

消除黑眼圈的穴位按摩

1. 按摩太阳穴

眼睛浮肿是常见现象，这种现象有的来自于遗传，更多的则是随着年龄的增长，由于血液循环不畅，导致眶隔松弛，眶内脂肪突出或泪腺下垂。按摩太阳穴（图见P39），同时轮刮眼眶，可以有效消除眼部浮肿，每天按摩还能预防眼尾下垂、减缓眼部老化。

按摩方法：用拇指中指指端分别在左右太阳穴上按揉30次，或者用双手拇指指腹按压太阳穴；食指弯曲，用第二指节的内侧轻轻刮眼眶一圈，顺序为内上→外上→外下→内下，这样，眼眶周围的多个穴位都能受到按摩。

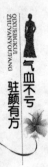

2. 按摩睛明穴

水晶体周围肌肉负责调校对焦，如果肌肉太过疲劳，眼睛就会疲劳，视力也会减弱。按摩睛明穴可以有效缓解视疲劳，防止近视，缓解眼睛流泪等症状。长期按摩，双眼就会闪亮有神。

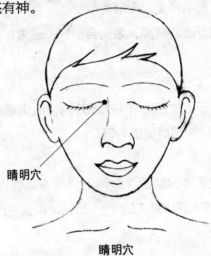

晴明穴

睛明穴

按摩方法：晴明穴位于内眼角稍上方凹陷处。按摩时，将掌与指互相摩擦至温热，以中指点压晴明穴，中指不离穴连按百次左右。

3. 按摩攒竹穴

经常熬夜，会使眼睛极度疲劳，血液循环不畅，容易滋生黑眼圈，连续的睡眠不足会使黑眼圈进一步加深，形成熊猫眼。按摩攒竹穴可以促进血液循环，缓解眼部疲劳。

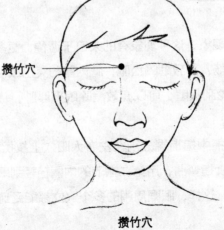

攒竹穴

攒竹穴

按摩方法：攒竹穴位于眉头内侧边缘凹陷处。按摩时，用大拇指按住两边的穴位，按摩的手法有点像把两个穴位向中间推。默数到10，放松，再按摩，如此重复3次即可。

消除黑眼圈的饮食调理

1. 多喝水，有效排出体内废物。降低体内毒素的积聚机会，可有效减少黑眼圈，最好每天喝足8杯水。

2. 每天喝一杯红枣水，有助于加速血气运行。减少瘀血积聚，亦可减低因贫血而患黑眼圈的机会。

3. 早上喝一杯萝卜汁或番茄汁，其中所含的胡萝卜素具有消除眼睛疲劳的功用。

4. 缺乏铁质及维生素C，会导致黑眼圈的出现。所以平日应多摄取这方面的营养，多吃猪肝、菠菜、番茄等富含铁及维生素C的食物。

消除黑眼圈的生活调理

1. 多做有氧运动，以增加体内血液循环。跑步、打球及游泳等，都是不错的选择。

2. 保持充足的睡眠，晚上10点至凌晨2点处于熟睡状态的话，血液循环系统会处于最佳状态，过了这段时间还未就寝，黑眼圈会变得很严重。

3. 戒烟戒酒。吸烟饮酒不利于血液循环及淋巴循环，应尽量避免。

4. 如果需要戴隐形眼镜的话，最好选戴即弃隐形眼镜。因为非抛弃型隐形眼镜透气度低，容易使眼睛疲劳及血液循环不畅。

抗击毛孔粗大

毛孔粗大的皮肤看上去十分粗糙，给人一种尝尽世事艰辛的沧桑感。如何才能摆脱这种"苦大仇深"的形象，重新拥有光滑细腻的肌肤呢？若要打击粗大毛孔，先来了解一下粗大毛孔形成的原因吧。

粗大毛孔形成的原因主要有以下四个方面：

1. 脸部油脂分泌过旺，在排泄油脂的时候毛孔被撑大。

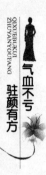
2.细胞代谢紊乱，毛孔被堵塞，因而被撑大。

3.挤压痘痘不得法，毛孔周边的结缔组织因过度挤压而松垮，毛孔变大。

4.肌肤老化，失去弹性，导致松弛、毛孔粗大。

改善粗大毛孔并非一朝一夕之事，但只要掌握了一定的技巧，相信用不了多久，你就会重新拥有光滑细腻的皮肤。

彻底清洁，去除油垢

早晚应当彻底清洁皮肤，最好选择优质的深层洁面露、去黑头面膜或者到专业的美容机构定期进行肌肤的深层清洁。这样不但可以清除皮肤表面的老化角质，促进皮肤新陈代谢，调节皮脂分泌，还可以清除皮肤深层的污垢，毛孔也就缩小了。

晚上卸妆要认真

卸妆是每天晚上必做的清洁功课，必须仔细认真，不要滞留残妆在肌肤表层。否则，时间一长，就会撑大毛孔，产生色斑之类的问题。使用适合自己的卸妆产品，多下点功夫，正确卸妆，可以有效防止毛孔变大。

清除粉刺后，用化妆水收敛肌肤

粉刺会将毛孔撑大，适当的清除粉刺有助于缩小毛孔。但如果只是将阻塞物清除掉，没有后续处理，也无法达到收缩毛孔的目的。拔完粉刺后，可以使用收敛化妆水或者芦荟凝胶来收敛肌肤，保持肌肤健康。

DIY蛋清珍珠粉面膜

蛋清珍珠粉面膜可以有效改善毛孔粗大问题，只要将调制好的面膜均匀涂于面部，然后轻轻按摩，待15～20分钟后用清水洗干净，再涂上一层保湿乳即可。每周做2～3次，不仅可以紧致毛孔，还可以美白肌肤。

有氧运动

运动是解决毛孔问题的另一种有效方式。运动可以加快血液循环，促进肌肤的新陈代谢。运动后，身体会排出很多汗，而汗液可以带走堵塞在毛孔内的污垢，让毛孔得以自由呼吸，从而有效缩小毛孔。

净肤抗痘

不要觉得青春痘只有青年人才会有，有不少人都已经不再"年轻"，脸上还依然有着痘痘。产生痘痘的原因，多是因为皮脂腺分泌旺盛，毛囊管出现角质化过度的现象，或者是因为细菌感染而导致皮肤发炎。痘痘发生的初期，其主要表现为"白头粉刺"，如果任其发展，使得毛囊开口处角化栓逐步堆积，致使皮肤内大量分泌的油脂无法排出，就会形成"黑头粉刺"。

洗脸方式有要领

洗完脸之后，在使用护肤品之前应该仔细检查一下面部，如果发现发际或耳后有残留的洁面乳泡沫没有冲洗干净，应该再次用清水清洗，然后进行下一阶段的面部护理。

前额头留有刘海的女性朋友，在洗脸的时候要用发卡将前额的头发固定起来，这样才能将脸部彻底清洗干净，避免残留的洁面产品造成痘痘恶化。

睡觉以前的清洁工作也非常重要，千万不能因为懒惰而带妆睡觉。正确的卸妆方式，是将卸妆油倒入掌心之中，将两掌心互相摩擦至温热，涂抹于脸部，以画圈圈的方式由内而外、由下而上轻轻按摩，不可过度用力。按摩之后，用温水清洗面部，用指腹在脸部重复打圈，接着以温水洗净，最后再用洁面乳清洗一次。

多吃果蔬多喝水

为身体提供充足的营养，多进食水果蔬菜，可以有效地加快新陈代谢速度，并能够促进细胞排毒。有些瓜果，比如丝瓜、黄瓜等，能帮助身体排除毒素，有效预防痘痘四处滋生。

少食油腻辛辣食物

高脂肪的食物则会增多皮脂腺的油量增加，造成痘痘滋生。日常饮食中，尽量少食用猪肉、奶油、肥肉、炸薯条等高脂肪食物。辛辣食物有较高的刺激性，会促使微血管扩张，导致油脂分泌过量，因此，那些无辣不欢、钟情于火锅、麻辣香锅的女性朋友，为了缩短"战痘"历程，还是尽量克制一下口腹之欲。

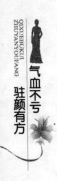

美白祛斑

本来白皙的脸上突然长出了斑点，会让形象大打折扣。虽然现代科技的发达让我们有很多办法来对付它们，可如果掌握一些美白淡斑的小窍门，就可以帮你节省很多财力和精力。

在洗脸时，往水中加1～2汤匙的食醋，可以有效减轻黑色素沉着。醋的主要成分是醋酸，具有很强的杀菌作用，对皮肤有很好的保护作用。此外，醋中还含有丰富的钙、氨基酸、乳酸、甘油、醛类化合物等营养物质，可以松软皮肤，增强皮肤活力。

每天吃一片维生素C和维生素E，有一定的祛斑淡斑作用。因为维生素C和维生素E均有清除体内自由基、延缓衰老、美白、祛斑的功效。

用新鲜柠檬榨汁，并加糖水适量饮用。由于柠檬中含有大量维生素C以及钙、磷和铁等多种营养成分，经常饮柠檬汁不但可以美白肌肤，还有祛斑淡斑的作用。

每天喝一杯西红柿汁或常吃西红柿，对淡化斑点也有较好的作用。由于西红柿中含有丰富的谷胱甘肽，而谷胱甘肽可淡化色素，从而使沉着的黑色素减退或消逝。

下面介绍几款具有淡斑作用的美容药膳，坚持食用，一定会重新拥有白皙柔嫩的肌肤。

1. 什锦水果羹

原料：苹果1个，梨1个，香蕉1个，菠萝1块，猕猴桃1个，草莓4个，水淀粉20克，白糖15克，蜂蜜10克。

做法：（1）将原料中的水果洗净，切丁待用；（2）锅中加入适量水，放入切好的水果丁，先用大火烧开，然后转成小火熬制。等到水果煮烂后加入适量白糖，最后淋入水淀粉，边淋边用勺子搅拌，烧开后盛出，放入适量蜂蜜即可食用。

功效：解暑消烦，美白去斑。

2. 西芹牛肉羹

原料：西芹50克，牛肉末150克，鸡蛋清1个，料酒5克，盐5克，鸡精8克，水淀粉30克，高汤800克，猪油10克，葱姜丝各适量。

做法：（1）西芹洗净，切成细丁状待用。（2）将锅置于火上，加入适量猪油，锅热后放入葱姜丝煸香，再放入牛肉末进行翻炒，加入适量料酒，再放入高汤、西芹粒、料酒、精盐、鸡精，烧沸后，加入水淀粉搅匀，最后淋入打散的鸡蛋清，边淋边用勺子搅拌，烧开后关火，即可。

功效：美白去斑。

3. 薏仁莲子粥

原料：薏仁，莲子，红枣，冰糖。

做法：（1）将薏仁淘洗干净，放到冷水浸泡三个小时后捞出，沥干；莲子去心，用冷水洗净干净；红枣去核洗净；（2）锅中加入适量冷水，放入薏仁，用大火烧沸后加入莲子、红枣，一同焖煮至熟透，最后加入适量冰糖，熬至成粥状，即可食用。

功效：美白保湿，可以淡化崔斑、老年斑、蝴蝶斑等。

4. 山药枸杞粥

原料：粳米，鲜山药，枸杞，白糖，蜂蜜。

做法：（1）将粳米洗净，放到冷水中浸泡1小时后捞出，沥干；（2）山药去皮，刮洗干净，切成小丁状，待用；枸杞放到温水中泡开，待用；（3）锅中加入适量冷水，放入粳米、山药、枸杞，先用大火烧开，然后转成小火熬至软烂即可，食用时加入白糖和蜂蜜。

功效：补血养颜，消除色斑。

抗击肤色黯淡

很多人在连续加班、睡眠不足或者饮食不规律时，就会发现肌肤看上去又黄又黑，黯淡且毫无光泽，其实，这是典型的肌肤暗沉的表现。可不要以为这是小事一桩，休息几天就会重新光彩照人，事情远没有你想象的那么简单。因

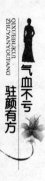
为黯沉是肌肤初期老化的前兆，如果不及时护理，皮肤会滋生细纹，使光洁的容颜老去。

肌肤暗沉大体可以分为三类：角质型肤色黯淡、血液循环不畅型肤色黯淡以及紫外线型肤色黯淡。

角质型肤色黯淡

改善此类肌肤的关键在于去除老化角质的同时进行补水，充足的水分能使黯淡的肌肤重新焕发出迷人的光彩。具体来说，首先要定期去除脸部老化的角质；其次，做好每天的卸妆工作会对改善肤色起到很大的作用。

血液循环不畅型肤色黯淡

血液循环不畅是体内的新陈代谢功能和细胞都在退化的结果。改善此类肌肤，按摩是较好的一种方法。坚持按摩脸部能促进微循环，使肌肤血液循环良好，让肌肤细胞得到所需要的氧气与营养，提高新陈代谢率。在按摩的时候，动作要轻柔，不要用力过度。

紫外线型肤色黯淡

紫外线是肤色晦黯的帮凶，很多人肌肤黯沉是由于经过长时间的日晒之后，脸部黑色素沉着而造成的。改善此类肌肤，关键在于防晒工作要做到位。建议选购一款适合自己的美白防晒产品，对脸部进行细致的整体护理吧。

此外，还可以试试以下几个小诀窍，对付肌肤黯沉也很有效果。

为肌肤增加营养

补充维生素B能帮助造血，改善体力，恢复代谢能力；补充维生素C能有效促进血液循环，加强铁的吸收，促进胶原蛋白物质的合成；补充铁，能帮助身体制造血红素，使体内血液循环顺畅良好，恢复红润脸色。

补足水分

皮肤的细胞严重缺水时，会直接影响皮肤表层的保护功能和代谢能力。除了多喝水之外，合理使用乳液与润肤油也可以起到锁水的作用，肌肤自身的锁水机能也可得到强化，提高肌肤湿润度。

促进血液循环

如果皮肤的表皮血管功能出现衰退，就会使血液的循环作用大大减弱，暗红色的血液滞留在毛细血管内，透过表皮肌肤呈现出缺乏血色的肌肤，皮肤也就随之呈现出暗黄或者晦暗的菜色。

作息要有规律

经常熬夜会导致身体的生理周期混乱，从而影响到皮肤的新陈代谢。一旦皮肤无法在休息时间内进行复原与新生，就会出现面色晦暗、无光泽等皮肤问题。夜间10点以后是肌肤集中地进行内部更新和优化，激发胶原蛋白重生及修复受损害的DNA的最佳时刻。面色不佳的时候，更要注重夜间保养。

告别黑头烦恼

黑头对容貌的破坏程度丝毫不亚于色斑、痤疮之类，本来是一张洁白无暇的面孔，可仔细一瞧，眉心、鼻头、下巴却遍布小黑点，简直就是"毁容"的罪魁祸首。黑头究竟从何而来，又该如何消除呢？

其实，黑头就是一种油脂硬化阻塞物，如果皮肤中的油脂没有及时排出，时间久了，油脂就会硬化阻塞毛孔，最终形成黑头。鼻子是最爱出油的部位，如不及时清理，油脂混合着堆积的大量死皮细胞沉淀，就形成了小黑点，小巧可爱的鼻子也就变成了草莓鼻。

中医认为，"脾热病者，鼻先赤"，脾脏湿热太盛，就容易滋生黑头。在经络学中，除脾湿的最好穴位就是阴陵泉和足三里。每天坚持按摩这两个穴位，对预防黑头非常有效。

按摩阴陵泉

阴陵泉位于膝盖斜下方，沿着小腿骨内侧缘往上捋，到膝盖位置时向内转弯时的凹陷处就是其准确位置。

阴陵泉是脾经的合穴，也是除湿大穴。日常生活中，可以每天坚持按摩阴陵泉穴，不用固定于某一时间，只要空闲的时候都可以按，但要保证每天都在十分钟以上。体内有脾湿者，按摩此穴时会感觉到痛，坚持按摩，疼痛会有所缓解，这也说明脾湿正在逐步好转。

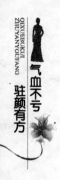
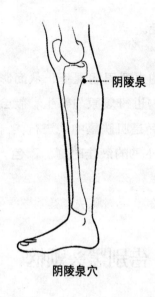

阴陵泉

阴陵泉穴

按摩足三里

足三里（图见P10）位于外膝眼向下量四横指，在腓骨与胫骨之间，由胫骨旁开一横指。足三里是治脾健胃第一穴，用艾灸的方式比按摩的方式见效更快。每晚睡觉前，可用艾条灸两侧足三里3～5分钟，在灸之前最好先按摩阴陵泉1～2分钟。

黑头的生长部位，在某种程度上能映射出身体不同部位的健康状况。

额头——生殖系统的"代言人"

额头是生殖系统的反射区，很多女性在来月经之前，额头就会冒出痘痘或者黑头粉刺，这是一种正常的生理反应，不需要采取什么措施，一般在月经过后，痘痘也就随之消失了。

眉心——颈椎压力点的"代言人"

眉心所反射的器官是第七节颈椎，也是身体非常重要的压力点。如果眉心的黑头粉刺特别粗大，可能就是压力太大的缘故。当颈椎很不舒服或者压力很大时，眉心就会及时反映出来，让这个地方的毛孔变得粗大。

鼻头——胃的"代言人"

鼻头所映射的身体部位是胃。如果鼻头的黑头粉刺清干净后大概两三个星期以后才又开始显露，就说明只是皮肤问题，是正常的。但如果是清干净后三四天就又"死灰复燃"，那就有可能是胃出了问题，需要养胃了。

鼻翼周围——情绪的"代言人"

鼻翼周围的情况与心情有关。如果鼻翼两侧的毛孔是圆形的，那就是单纯的油性皮肤。但毛孔要是往下斜，那就表明自身情绪压力较大。假如眉心和鼻翼周围一起闹别扭，那就该适时给心情放个假了。

下巴、人中——消化系统的"代言人"

下巴、人中所映射的是人的消化系统。如果这个地方老是有黑头，而别处都挺干净，很有可能是消化系统不好所造成的。比起外用的各种美容护肤品来说，进食一些可以改善消化功能的食品对解决此类问题会更加有效。

祛除色斑

谁不想拥有婴儿般光洁白嫩的皮肤，只是随着岁月的流逝、年龄的增长，几乎所有人的脸上都不可避免地变得暗沉，甚至还会长出色斑，特别是黄褐斑。血液循环不畅是产生色斑的主要原因之一，按摩可以疏通经络、行气活血，不但能淡化色斑，而且还可以美白皮肤。

常用的祛斑七大穴位

平时坚持按摩一些穴位，如三阴交、阴陵泉、地机、膻中、关元、气海、肾俞、足三里和脾俞穴，对美容的好处不言而喻。这九个穴位的具体位置如下：

三阴交（图见P12）：位于小腿内侧，当足内踝尖上10厘米，胫骨内侧缘后方。三阴交为肝、肾、脾三经交汇之经穴，其中脾统血，肝藏血，肾精生气血，女性只要气血足，那些被统称为月经不调的疾病都会消愈，而女性脸上的斑或痘其实都与月经不调有关。可于每晚三焦经当令时，即晚9点到11点之间，用力按揉两腿的三阴交穴各15分钟左右以祛斑养颜。

阴陵泉（图见P82）：位于小腿内侧，膝下胫骨内侧凹陷中，与阳陵泉相对，或当胫骨内侧髁后下方凹陷处。阴陵泉为脾经之合穴（意为脉气从四肢末端至此，非常盛大，犹如水流合入大海），脾统驭气血，按揉两腿脾经的阴陵泉各15分钟可理气健脾，益肾调经，通经活络，淡化斑痕。

地机：位于小腿内侧，当内踝尖与阴陵泉穴的连线上，阴陵泉穴下3寸。地

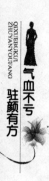
机穴也属脾经之经穴，按揉两腿脾经的地机穴各10～15分钟健脾渗湿，对月经不调、痛经均有一定疗效，并可疗治由此而产生的色斑等。

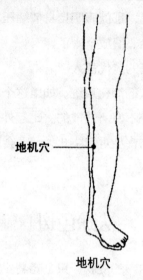

地机穴

地机穴

肾俞：位于腰部，当第2腰椎棘突下，旁开1.5寸。肾俞穴位为膀胱经之经穴，舌抵上腭，双手按摩后背的两个肾俞穴10～15分钟，可益肾气、强腰背，亦可疗治月经不调、痛经、贫血等症，从而消除由月经不调等产生的色斑。

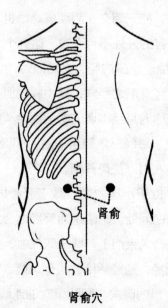

肾俞

肾俞穴

关元（图见P30）：位于下腹部前正中线上，当脐中下10厘米处。关元穴为任脉之经穴，按摩关元穴可培本固元，畅通气血，对生理不顺、内分泌失调、神经衰弱等均有一定疗效，在美容养颜方面可淡化斑痕等。

气海（图见P30）：位于第3腰椎棘突下，旁开5厘米处。气海穴也属任脉之经穴，按揉气海穴10～15分钟，对腹痛、月经不调等症均有一定疗效，并可起到一定的祛斑目的。

脾俞：位于背部第十一胸椎棘突下，左右旁开两指宽处。双手按摩后背的两个脾俞穴10～15分钟，可健脾和胃，对贫血、痛经等有一定效果，还可起到祛斑的作用。

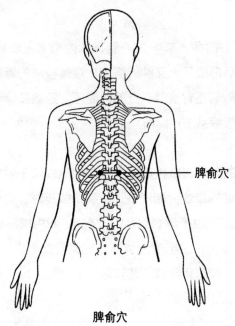

脾俞穴

掌握正确的祛斑按摩手法

刺激穴位有助于促进血液循环，从而达到祛斑的效果。掌握一些实用的按摩手法，不但可以淡化色斑，而且还能使皮肤恢复往日的光洁嫩滑。

1. 双手放松，手指按住下巴边缘，大拇指夹住下巴骨头压在一端，重复这个动作20次。

2. 下巴轻轻地抬起，一只手按压在头顶，另一只手按压下巴，左右转动，重复这个动作20次。

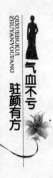
3. 来回揉捏脸颊上的肌肉，力度要适中，揉捏脸部的肌肉能够紧致皮肤。

4. 手指从脸部至耳朵下方进行按压，按压脸部的穴位能够促进脸部的血液循环，重复这个动作20次。

5. 用中指和食指轻轻按压脸部中央的肌肉5分钟，然后轻轻拍打脸部肌肤1分钟。

6. 交叉并转动双手的手指，在额头慢慢按动与转动，重复这个动作20次。

手法正确，祛斑的效果才会更明显，长期坚持上述按摩祛斑手法，能够有效去除面部色斑。

按摩祛痘

导致长痘的原因有很多，其中之一便是体内毒素无法顺利排出，堆积于毛囊中，导致肿胀，最后形成又大又肿的痘痘。这类痘痘与青春痘有所不同，比青春痘更加严重，一旦碰到还有难以忍受的疼痛感。经络按摩可以有效排除身体毒素，清除体内垃圾，缓解甚至祛除痘痘。

1. 额头痘

额头出现痘痘的时候，可以按摩曲池穴。曲池穴位于肘横纹外侧端，将手肘弯曲，肘关节外侧出现的横纹顶端便是。用手指按压时，会有酸麻感。此外，还可以按摩鱼际穴，鱼际穴位于第1掌骨中点桡侧，赤白肉际处。按摩时，可用一只手的拇指使劲往返搓另一只手的大鱼际，感到发热为宜，每次搓5分钟，然后换另一只手继续进行。按摩鱼际穴，还可以缓解便秘。

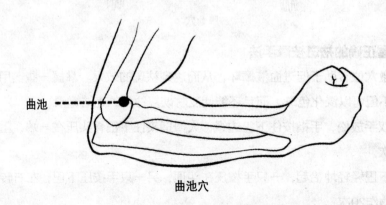

曲池

曲池穴

2. 眉心痘

出现于眉心的痘痘往往大而痛，可以按摩少府穴来缓解。少府穴位于无名指与小指掌骨之间的凹陷处。此外，按摩位于小指外侧、掌指关节后横纹尽头处的后溪穴也有缓解眉心痘的作用。

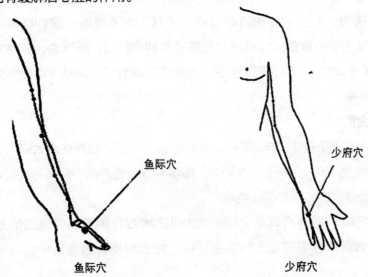

鱼际穴

鱼际穴

少府穴

少府穴

3. 唇边痘

唇边易长痘痘的女性，往往消化功能不太好。建议多做腹部按摩，或者按摩迎香穴（图见P54），此穴位于鼻翼往外水平延伸，与法令纹交点处，两边各有一穴。此外，也可以按摩承浆穴，此穴位于下唇下方正中的凹陷处。按摩承浆穴，对治疗口腔溃疡等口腔疾病也有良效。

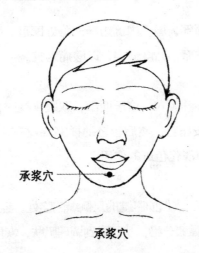

承浆穴

承浆穴

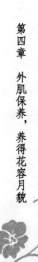

第四章　外肌保养，养得花容月貌

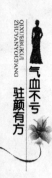
经络美容

经络是人体的"气"在组织器官中循行的通道，维持着人体的和谐。经络美容学家认为，一旦这些通道被阻塞，"气"流不通畅，便会打破机体的和谐，皮肤就会变得粗糙，容易产生色斑等各种皮肤病。所以说，经络对美容有着十分重要的意义，通过按摩经络，不但可以调节气血，还可以使容颜如花儿一般美丽多姿。

按摩太阳穴

太阳穴（图见P39）与面部神经有着密切的关系，经常按摩太阳穴，能够促进血液和淋巴循环，有利于排水消肿，能够有效改善因体内循环不畅而导致的面部水肿以及过度疲劳带来的面色黯沉。

太阳穴位于眉梢到耳朵之间大约1/3的地方，用手触摸最凹陷处就是太阳穴。用拇指指腹按压在太阳穴上，做打圈式按摩，力度适中，以略感酸胀为宜。

按摩攒竹穴

很多女性都有这样的感受，一到冬天总觉得乏困，常常无精打采，大大的黑眼圈、枯黄的脸色更是显得整个人毫无生气。按摩攒竹穴（图见P74）可以疏经通络，促进面部血液和淋巴循环，不但可以减少色斑，还能让面色恢复往日的红润，此外还有提神醒脑之功效。

攒竹穴位于人体的面部，眉毛内侧边缘凹陷处即是。以指腹或指关节按压穴位，或围绕穴位做圈状按摩，力度适中，以酸痛为宜。

按摩四白穴

四白穴也叫美白穴、养颜穴，位于面部，双眼平视时，瞳孔正中央下约二厘米处。每天坚持用手指按压它，然后轻轻地揉3分钟左右，可使面部皮肤变得细腻嫩白。常按此穴，还有淡化色斑的作用。

按摩阳池穴

阳池穴在腕背横纹中，当指伸肌腱的尺侧缘凹陷处。经常按摩阳池穴，可以帮助恢复因压力而扰乱的雌激素分泌，从而达到调理肌肤、恢复肌肤光泽的目的。

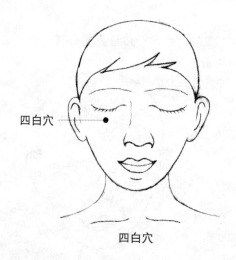

四白穴

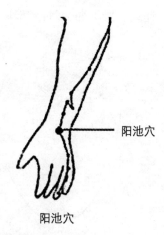

阳池穴

按摩丰唇

再精致的底妆，再抢眼的眼妆，如果没有性感饱满娇嫩的嘴唇与之呼应，都是失败的妆容。那如樱桃般丰满红润的双唇，绝不是简单涂上又炫又闪的唇彩就能拥有的，经络按摩才是打造性感、饱满、紧致的健康双唇的关键之所在。

紧致双唇按摩法

女性进入而立之年，皮肤的新陈代谢逐渐放缓，胶原蛋白的流失却越来越严重，肌肤随之渐渐失去弹性。如果能坚持通过穴位按摩的方式来刺激松弛的肌肤，就会延缓肌肤衰老，双唇也会变得紧致而富有弹性。

1. 按摩兑端穴

兑端穴位于上唇的尖端，以食指指尖按压此穴，或做圈状按摩，可以让逐渐松弛的皮肤重新变得紧致，唇纹也相应减少。

2. 按摩地仓穴

地仓穴位于平行于嘴角外侧约三指的面颊中央，向上直对瞳孔。用双手食指按压此穴，可帮助肌肉恢复弹性。

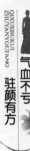
红润双唇按摩法

睡眠质量不高、气血循环不畅、体质虚弱，都会导致唇色暗淡苍白。

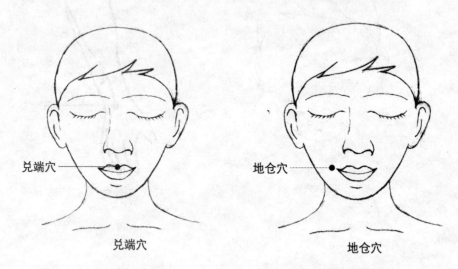

兑端穴

地仓穴

1. 按摩承浆穴

承浆穴（图见P87）位于唇沟的正中凹陷处。用食指按压此穴，以打圈的方式进行按摩，可促进唇部血液循环，使唇色变得自然红润。

2. 艾灸神阙穴

神阙穴位于肚脐的位置。将少量的盐放在肚脐上，上面再放一片硬币大小的

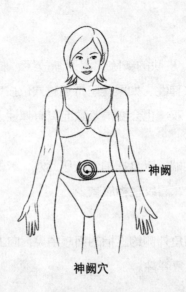

神阙

神阙穴

生姜片，之后在上面放满艾绒，点燃。当感觉到烫的时候，把姜片取下，绕着肚脐上下左右移动。可在每晚睡前灸一次，每次十分钟左右即可。

3. 艾灸关元穴

关元穴（图见P30）位于肚脐下四横指处。每天灸关元十分钟，既可隔着姜片灸，也可用艾条灸。

此外，用拇指按揉血海穴，也可以达到活血化瘀的目的。按摩时，以感到微痛为宜，一次按揉2～3分钟即可。

滋养双唇按摩法

中医认为，唇部的问题与肾经相关，坚持对肾经的按摩、刺激，能达到不错的美唇效果。涌泉、太溪、复溜穴是肾经的三大重要穴位，长期坚持按摩这三个穴位，可以很好地发挥滋阴的功效。

1. 按摩涌泉穴

涌泉穴（图见P11）是足少阴肾经上的穴位，位于足心，是足少阴肾经的起点。晚上用温水泡过脚之后，可以将双手搓热，然后一手扶着脚踝，一手对准涌泉穴来回地推搓，直到足心发红、发热为止。

2. 按揉太溪穴

太溪穴位于足内踝后缘的凹陷中，具有滋阴益肾的作用。按揉太溪穴的时候，会出现微痛感，这种现象很正常，坚持按揉3分钟后，会产生清凉感。如果力度不够，可以借助按摩棒或光滑的木棒来按揉。

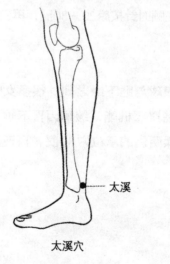

太溪穴

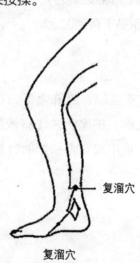

复溜穴

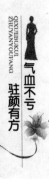

3. 按揉复溜穴

复溜穴位于小腿内侧，跟腱前方，太溪穴上两指处。每天坚持按摩左右腿的复溜穴各3分钟，不但可以缓解唇部干裂现象，还可以有效改善手脚发麻的症状。

穴位瘦脸

当前，无论在影视圈还是在日常生活中，都可以看出锥子脸正在大行其道，很多女性朋友都恨不得自己有一张只有巴掌大的小脸。我们熟知的很多影星都是典型的锥子脸，不可否认，上镜确实漂亮。如果你偏偏生就一张圆圆的脸，而又没打算去做整容手术的话，不妨试一下通过穴位按摩的方式来达到瘦脸的目的。

经络按摩集合了祖国医学的精华，神奇而有效。利用穴位刺激来打造脸部轮廓，主要就是用手指按摩相关穴位，虽说看上去简单，却可以起到消脂、瘦脸、排毒的功效。

太阳穴

太阳穴（图见P39）在中医经络学上被称为"经外奇穴"，按摩此穴，可促进新陈代谢，有消除眼睛疲劳、浮肿的作用。按摩时需先将双手手掌搓热，之后将双手手掌分别贴于两侧的太阳穴上，先顺时针按摩20～30圈，再逆时针按摩相同圈数。

承泣穴

承泣穴位于面部，瞳孔之下，在眼球与眶下缘之间。很多女性因为工作劳累而患有胃病，按摩此穴能有效提高胃部机能，缓解因胃下垂而导致的眼袋松弛。可分别用双手食指顺时针按揉两侧的承泣穴30圈，再逆时针按摩相同圈数。

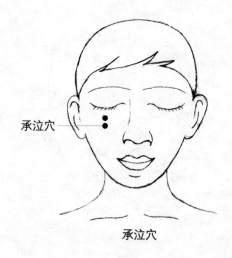

承泣穴

迎香穴

迎香穴（图见P54）位于人体的面部，在鼻翼旁开约一厘米皱纹中。按摩此穴，可以有效缓解眼部浮肿，防止肌肤松弛，还有缓解肩膀酸痛的作用。可用双手中指指腹按逆时针分别按摩两侧的迎香穴36圈。

承浆穴

承浆穴（图见P87）是任脉与足阳明胃经的交会穴，位于人体的面部，下唇与下颚的正中间凹陷处即是。按摩此穴能控制荷尔蒙的分泌，从而保持肌肤的张力，预防脸部松弛，此外还有消除脸部浮肿的功效。用食指指腹用力压揉承浆穴10秒钟即可。

天突穴

位于颈部，当前正中线上，两锁骨中间，胸骨上窝中央。按摩此穴可以刺激甲状腺，有促进新陈代谢、去除脸部多余水分的功效。取穴时，将食指弯成钩状，再将食指指尖抵在天突穴上，用力往下按压1至2分钟。

93

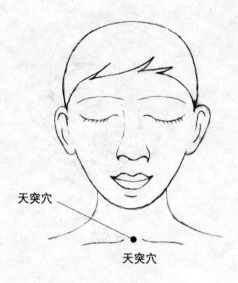

天突穴

天突穴

睛明穴

睛明穴（图见P74）位于鼻梁两侧距内眼角半分的地方。长按此穴，能促进全身血液循环，痛经活络，对消除眼部浮肿有显著效果。此外，还可以去除黑眼圈，有效缓解视疲劳。可分别用双手食指逆时针按揉两侧的睛明穴30圈。

下关穴

下关穴位于人体的面部，耳前方，颧骨与下颌之间的凹陷处。下关穴是胆经经过的穴位，按摩此穴能舒经活血，促进新陈代谢，加速体内毒素的排出。可用双手食指或中指指腹，逆时针方向分别按摩两侧的下关穴2或3分钟。

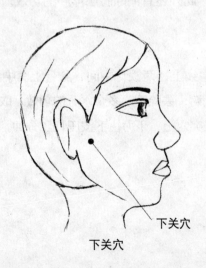

下关穴

下关穴

第五章

会吃才更美，
食疗美容新时尚

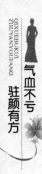
好气色，是吃出来的

加班对于现代职场女性来说，早已是习以为常的事情。只是加班时间一久，脸色就变得非常差，各种皮肤问题也接踵而至。这个时候，单纯的护肤品似乎已经失去作用，想要重新拥有健康、红润的肌肤，不妨试着吃些可以改善气色的食物。皮肤作为生命机体的一部分，同样需要营养来维持它的健康。天然的食物能够帮助肌肤获取所需的营养元素，从而恢复好气色。

猕猴桃

猕猴桃含有大量的维生素C，一个猕猴桃可以满足人体每天所需维生素C的100%。而且维生素C还可以消除自由基，帮助制造胶原蛋白，让皮肤富有弹性。此外，食用猕猴桃还有助于舒缓紧张的中枢神经系统，镇定神经。有研究表明，睡前一小时食用两个猕猴桃，坚持一个月，可以缩短入睡时间，提高睡眠质量。睡眠充足，何愁没有好气色。

番茄

番茄含有丰富的微量元素，其中的番茄红素具有独特的抗氧化能力，能清除自由基，保护细胞，使脱氧核酸及基因免遭破坏，能阻止癌变进程。营养学家研究显示，每人每天食用50~100克鲜番茄，即可满足人体对几种维生素和矿物质的需求，并且还能降低心脏病的风险，具有抗衰老的作用。

草莓

草莓营养丰富，富含果糖、蔗糖、柠檬酸、苹果酸、水杨酸、氨基酸和钙、磷、铁等矿物质。此外，草莓中还富含多种维生素，尤其是维生素。同其它莓子类食物一样，草莓中所含的花青素可以有效修复细胞，并能降低罹患乳腺癌、胃肠癌的风险。此外，草莓汁还具有滋养皮肤的功效，可以将它制成各种高级美容霜，具有显著的减少皱纹的效果。

葡萄

葡萄中富含维生素、矿物质和类黄酮。其中，类黄酮是一种抗氧化性非常强的物质，可抗衰老，清除体内自由基。此外，葡萄中还含有一种抗癌物质——白藜芦醇，它能有效防止健康细胞癌变及癌细胞扩散。葡萄肉、葡萄皮、葡萄籽对女性来说都是非常有益。葡萄的大部分营养都来自于葡萄皮，所以，连皮吃葡萄是最好的。

香蕉

传说，佛教始祖释迦牟尼就是因为吃了香蕉而获得了智慧，香蕉因此被誉为"智慧之果"。香蕉富含几乎所有的维生素和矿物质，从香蕉中可以轻而易举地摄取到各类营养素，能有效补充皮肤所需的各种营养。此外，香蕉还含有相当多的钾和镁，钾能防止血压上升及肌肉痉挛，而镁则具有消除疲劳的效果。

蜂蜜

蜂蜜对人体的好处数不胜数，可以去疲劳、消积食、养胃润肺、解酒保健等。早晨起床后喝一杯蜂蜜水，可以帮助排除体内毒素，让身体得到最好的滋养。市场上出售的蜂蜜产品种类很多，如补气固表、排毒利水的黄芪蜜；滋补肝肾、益精明目的枸杞蜜；行血补阴，滋润养颜的益母草蜜等，可以依据自己的身体状况来选择。

红酒

红酒的营养成分十分丰富，其中约200多种对人体保健非常有益。红酒中含有的抗氧化成分，可抗癌、抗衰老及预防血小板凝结成血管阻塞。所以，有轻微贫血症状的女性适量饮用红酒，可养气活血、养颜美容，使皮肤变得富有弹性。一般来说，睡前小饮一杯红酒有助于促进血液流通，让整个人的气色好起来。

醋

醋有调节肠胃的功能。它的酸味可加速唾液分泌，促进消化。醋酸及柠檬酸则能渗透食物，有很强的杀菌能力，可以有效抑制人体老化，预防各种老年疾病。日常生活中，适量地食用醋及醋制品，可以使皮肤光滑，皱纹减少。在洗脸或者洗澡时往水里加几滴醋，还能起到松软皮肤、增强皮肤活力的作用。

豆类

豆类能够平衡女性荷尔蒙，其所含的大量蛋白质能够辅助机体吸收大量水分，滋养肌肤。同时，豆类中氨基酸的含量非常丰富，对于肌肉的修复、再生，以及皮肤、头发、指甲的生长都非常有好处。研究证明，豆类食品在防治乳房癌方面起着重要的作用，每天使用适量豆类食品，如豆浆、腐竹、豆腐等，能够调

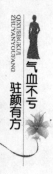
理雌激素平衡，预防乳腺癌。

燕麦

燕麦含有丰富的可溶性纤维和不溶性纤维，能够吸收人体内的胆固醇，进而将其排出体外，减去体内的多余脂肪。而且，燕麦中含有丰富的亚油酸，具有延缓衰老，对脂肪肝、糖尿病、浮肿、便秘等有缓解作用。晚上吃一小碗燕麦粥，可以有效排除体内多余脂肪，舒缓肝脏，长期坚持，让你拥有红润迷人的脸色。

美白靓颜，少不了这些食物

俗话说，一白遮百丑，白皙水嫩的皮肤是爱美女性永恒的追求。我们知道，25岁之前，肌肤具有"可逆性"，即使有黑色素沉淀，也可以慢慢白回来；而过了25岁，想要继续保持白嫩的皮肤，就要下一番功夫了。除了利用化妆品来进行保养之外，适当进食一些具有美白靓颜功效的食物也会延缓肌肤衰老，保持皮肤水嫩光滑。

番茄

番茄具有很好的防晒效果。番茄富含抗氧化剂番茄红素，每天摄入16毫克番茄红素，可将晒伤的危险系数下降40%。而且，熟番茄比生吃效果更好。

西兰花

西兰花中含有丰富的维生素C，具有抗氧化性，能够美白皮肤，预防癌症。西兰花中还含有丰富的维生素A和多种矿物质，可以杀死导致胃癌的幽门螺旋杆菌。此外，西兰花还是减肥瘦身的好食材，富含膳食纤维，具有热量低、易消化的特点，并能有效降低胃肠对葡萄糖的吸收，抵抗干燥。

柠檬

柠檬含有丰富的维生素C，能够促进新陈代谢，延缓衰老，美白淡斑，收细毛孔，软化角质层及令肌肤有光泽。研究发现，柠檬可以降低皮肤癌的发病率，每周喝一小勺柠檬汁就能够使皮肤癌的发病率下降30%。

荔枝

研究发现，荔枝富含糖类、蛋白质、脂肪、无机盐、膳食纤维素、多种维生素、柠檬酸、苹果酸等营养物质，适量食用，能够促进血液循环，美白肌肤。但每次摄入量不宜超过10颗，每周少于3次。

大枣

民间有"一日食三枣，终生不显老"之说。大枣能益气健脾，促进气血生化，使面色红润，皮肤润泽。同时，大枣中所含蛋白质、胡萝卜素、维生素C、维生素E、有机酸及磷、钙、铁等物质能促进皮肤细胞代谢，防止色素沉着。

坚果

坚果中维生素E的含量非常丰富，可以减少或防止皮肤中脂褐质的产生和沉积，防止痘痘的发生。除此之外，坚果中富含不饱和脂肪酸，能够由内而外软化皮肤，防止皱纹产生，让肌肤更加年轻态。

大豆

大豆中的异黄酮素是一种植物性雌激素，可以代替一部分雌激素的作用，帮助对抗老化，是女性维持光泽细嫩皮肤不可缺少的食物。

豆浆

豆浆在体内分解时，会产生亚油酸，能够抑制黑色素的合成，进而减少黑色素的分泌，保持肌肤的白皙。

鱼类

研究发现，每周吃3次鱼能够保护皮肤免受紫外线侵害。长期吃鱼，就能够为人体提供一种类似防晒霜的自然保护，保持皮肤白皙。

绿茶

绿茶中的儿茶素具有很强的抗氧化性，涂抹上含绿茶成分的护肤品后，即使在日光下暴晒，也可以大量减少导致皮肤晒伤、松弛、粗糙的过氧化物，换句话说，喝绿茶就相当于为皮肤涂上一层防晒油。

衰老显现，抗皱食物有绝招

女人过了"五七"，新陈代谢便开始减慢，皱纹也会跟着"横生"，所以，处在这个年龄段的女性要注意做好肌肤深层防皱工作。虽然岁月不饶人，时间总

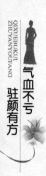
在无情地流逝着，可我们仍然要抓紧时间留住光滑柔韧的肌肤。下面就来为大家介绍几种有助于防皱抗衰的食物。

樱桃

自古以来，樱桃就是当之无愧的美容果。它不但含有丰富的维生素C，而且含铁极其丰富，是山楂的13倍，苹果的20倍。此外，它还含有平衡皮质分泌、延缓老化的维生素A，帮助活化细胞、美化肌肤。

樱桃汁既能帮助面部皮肤嫩白红润，还能去皱清斑，做法也很简单：取樱桃80克，冷开水1杯。樱桃洗净后去核，放入果汁机中加冷开水搅成樱桃汁，倒出即可饮用。此汁具有润泽皮肤的作用，可有效消除皮肤暗疮疤痕。

石榴

红石榴具有很强的抗氧化作用。它含有一种叫鞣花酸的成分，能够使细胞免于各种污染以及UV射线的危害，有效滋养细胞，减缓肌体衰老。有研究表明，鞣花酸比红酒和绿茶中含有的多酚的防辐射作用更加显著。

胡萝卜

胡萝卜被誉为"皮肤食品"，含有丰富的果胶物质，可与汞结合，有效排除人体内的有害成分，使肌肤看起来更加细腻红润。它富含β-胡萝卜素，具有抗氧化和美白肌肤的作用，还可预防黑色素的沉淀，清除肌肤的多余角质。

黄瓜

黄瓜一向备受瘦身人士的推崇，除了可以瘦身之外，它还富含人体生长发育和生命活动所必需的多种糖类和氨基酸，以及丰富的维生素，为皮肤、肌肉提供充足的养分，可有效对抗皮肤老化，减少皱纹。此外，黄瓜还富含果酸，有清洁美白肌肤、消除晒伤和雀斑以及缓解皮肤过敏的功效。

葡萄

葡萄含有大量葡萄多酚，能阻断游离基因增生，抗氧化作用十分显著，可以有效延缓衰老；它还含有鞣酸、柠檬酸，有强烈的收敛效果及柔软保湿功能。另外，葡萄果肉蕴含大量的维生素B_3及丰富的矿物质，可深层滋润肌肤，并能促进皮肤细胞更生。

柠檬

柠檬中富含维生素B_1、维生素B_2、维生素C、有机酸、柠檬酸等营养成分。

其中，多种营养成分具有强抗氧化作用，具有促进肌肤新陈代谢、延缓衰老、抑制色素沉着等作用。

杏子

杏中的糖类、果酸、膳食纤维、黄酮类物质、维生素C、矿物质元素、维生素B17等含量丰富。杏仁中的蛋白质、脂肪、胡萝卜素、B族维生素、维生素C、钙、磷、铁等营养成分的含量也非常丰富。丰富的矿物质和植物性不饱和油脂对皮肤的柔润滋养效果非常好。

柚子

研究证实，柚子的气味可以让女性看起来比男性平均年轻6岁。如今，柚子中含有的一种柠檬酸已经被普遍应用到护肤领域，这种成分有助于死皮细胞的代谢和排出，让肌肤恢复往日的顺滑和光彩。

西瓜

西瓜中维生素、蛋白质、多种矿物质、谷氨酸、精氨酸、果糖等含量丰富，其中的多数营养物质具有一定的抗衰老作用，而且，西瓜中的番茄红素能愈合产生皱纹处的皮肤损伤，让皮肤重现细嫩光滑。

瘦身消脂，不一定非得节食

女性爱美，表现之一就是非常热衷于"减肥瘦身"，不管是节食也好，运动也罢，抑或针灸、按摩，甚至吃减肥药，做抽脂手术……总之，只要能够瘦一点，再瘦一点，什么样的方法她们都愿意去尝试。其实减肥瘦身没有那么难，也不一定非要通过节食来控制身材，只要养成良好的饮食习惯，多吃一些有助于瘦身消脂的食物，持之以恒，就会收到良好的效果。

竹笋

在我国，竹笋一直被当作"菜中珍品"。中医认为，竹笋味甘、微寒，无毒，具有清热化痰、益气和胃、治消渴、利水道等功效。竹笋中脂肪和糖的含量比较低，而纤维的含量丰富，食用竹笋不仅可以促进肠道蠕动，助消化，去积

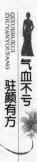

食，防便秘，还可有效预防大肠癌。竹笋中脂肪含量很低，是天然的减肥佳品。

苦瓜

苦瓜性寒、味苦，具有清热去心火、降血压、血脂、养颜美容、补气益精、促进新陈代谢等功效。很多人因为吃不了"苦"而很少食用苦瓜，其实苦瓜除了具有清心明目等功效之外，还是一种非常有效的减肥食物。它含有的一种叫做清脂素的物质，可以有效去除肠道里的多余油脂，从而从根源上阻断了身体对油脂的过度吸收。

红薯

红薯中含有丰富的蛋白质、淀粉、果胶、氨基酸、膳食纤维、胡萝卜素、各类维生素，钙、钾、铁等10余种微量元素，具有减肥、抗癌等功效，同时有效防止钙的流失。红薯中膳食纤维的含量丰富，具有刺激肠道蠕动和消化液分泌的作用，减低肠道疾病发病率。除此之外，红薯中还含有一种类似雌激素的物质，具有保护肌肤、延缓衰老的作用。

冻豆腐

冻豆腐由新鲜豆腐冻制而成，多孔隙，弹性好，营养丰富，味道鲜美。豆腐冷冻后，内部组织结构会发生变化，呈蜂窝状，颜色变灰，但是其中的蛋白质、维生素、矿物质等营养物质未被破坏。冷冻后的豆腐会产生一种酸性物质，这种酸性物质能够破坏人体内脂肪，所以经常食用冻豆腐，能够达到减肥的目的。由于冻豆腐具有孔隙多、营养丰富、热量少等特点，食后有饱腹感，因此非常适宜减肥者食用。

红豆

红豆中含有丰富的维生素B1、维生素B2、蛋白质、多种矿物质，具有补血、利尿、消肿、促进心脏活化等功效。此外，红豆中还含有丰富的膳食纤维，具有很好的润肠通便、降血压、降血脂、调节血糖、预防结石、健美减肥的作用，尤其是瘦腿效果非常显著。夏季天气闷热，有的人会出现水肿的现象，此时喝些红豆汤，就能够起到消肿的作用。

魔芋

魔芋中含有大量的甘露糖酐、维生素、植物纤维和一定量的黏液蛋白，保健作用和医疗效果都非常好，被人们称为"魔力食品"、"神奇食品"。民间还有这样的流传："不想胖，吃魔芋；要想瘦，吃魔芋；要想肠胃好，还是吃魔芋。"魔芋是低热食品，其所含的葡萄甘露聚糖吸水膨胀后体积会增大到原来的30～100倍，食用后很容易出现饱腹感，是减肥瘦身的最佳选择，还可以用于治疗糖尿病。魔芋中的纤维可以促进胃肠蠕动、润肠通便，有效防止便秘、降低脂肪吸收率，有助于肠道病症的治疗，减少胆固醇的积累，对于高血压、冠状动脉硬化的防治有着重要的意义。

菠萝

菠萝几乎含有人体所需的全部维生素以及16种天然矿物质，既是盛夏消暑、解渴的珍品，也是良好的减肥水果。在日常饮食中搭配适量菠萝或者饮用菠萝汁，可以收到良好的减肥效果，但是切忌过量食用或食用未经处理的生菠萝。

西柚

西柚中含有维生素P、维生素C、可溶性纤维素等营养物质，糖分含量较少。维生素P可以增强皮肤和毛孔的功能，利于皮肤保健、美容。此外，西柚中丰富的果胶还可降低胆固醇，其中的黄酮成分被广泛认为具有抗癌作用。

黄瓜

黄瓜味甘、性凉，具有清热利尿的功效。黄瓜中所含的丙醇二酸，可有效抑制糖类物质转变为脂肪，有减肥功效。此外，黄瓜中的纤维素能够排除人体肠道内的腐败物质，对降低胆固醇也有一定的作用。此外，黄瓜含有丰富的B族维生素，对改善大脑和神经系统功能很有好处，能安神定志，辅助治疗失眠症。需要注意的是，因黄瓜性凉，脾胃虚弱、腹痛腹泻、肺寒咳嗽者不宜过多食用，胃寒患者食之易致腹痛泄泻。

西红柿

西红柿味甘而酸，性稍寒，具有生津止渴、健胃消食、清热解毒的功效。每晚食用适量的西红柿，瘦身效果显著。西红柿中的柠檬酸可促进糖代谢，燃烧脂肪；番茄红素会抑制脂肪细胞增多，同时吸收多余脂肪，此外，西红柿中丰富的植物纤维和果胶会增加饱腹感，加快胃肠蠕动，有助于身体内废物的及时排出。

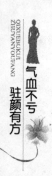

食疗改善黄褐斑

黄褐斑也称肝斑，是发生在面部的一种色素沉着性皮肤病，因为在面部两侧呈蝴蝶形状而被称为"蝴蝶斑"。黄褐斑的大小不一，边界清晰，最初为点状或小片状，而后会慢慢扩大，融合成形状各异的斑片，主要发生在面颊、额头、鼻和口部周围，不凸出也没有不适感。褐斑的轻重取决于颜色深浅和分布范围，其色素会随着内分泌、日晒等因素发生变化。

黄褐斑的滋生与饮食习惯有着密切的关系。如果饮食中长期缺乏谷胱甘肽，就会使皮肤内的酪氨酸形成多巴醌，进而氧化成多巴素，形成黑色素，发生色素沉着。合理调整饮食，对防治黄褐斑有良好的效果。

首先，多吃含有维生素C的食物。

维生素C对抑制皮肤内多巴醌的氧化有一定作用，能使深色氧化性色素变淡，从而干扰黑色素的形成，预防色素沉着，保持皮肤白皙。比如柑橘类水果、猕猴桃、柠檬、鲜枣、山楂、小萝卜、新鲜绿叶菜等，均含有丰富的维生素C；此外，冬瓜、丝瓜、番茄、土豆、卷心菜、花菜、豆制品和动物肝脏等，都有消除黄褐斑的功效。

其次，多吃含有维生素E的食物。

随年龄的增长，体内过氧化脂质会越来越多，这种物质很容易诱发黑色素沉着。而维生素E具有抗氧化、抑制过氧化脂质的产生的作用，从而抑制黑色素的形成。日常生活中经常食用含有维生素E的食物，比如大豆、新鲜莴苣、蛋黄、芝麻、麦芽等，有益于抑制、淡化黑色素，润肌健肤。

第三，减少食用刺激性食物。

黄褐斑患者要尽量减少食用咸鱼、咸肉、火腿、香肠、虾皮、虾米等腌、腊、熏、炸的食品，少吃葱、姜、辣椒等刺激性食品，而且不宜过多饮用酒、咖啡以及浓茶。此外，酱油等带深色素的调味料也要少吃，以免病情加重。

除了饮食方面的调整，如果能够辅以具有祛斑作用的面膜，效果会更加显著。

食疗改善雀斑

雀斑是指发于颜面等处并散布在脸上的黑褐色小斑点。在目前医学美容界，"雀斑"可是块"难啃的骨头"。因为其发病与遗传基因有关，而与遗传基因有关的病，大多难以根治。雀斑是一种顽固性色素皮肤病，虽然不痛不痒，对身体无碍，但确实影响美观。就目前的祛斑方法来看，大都只有淡化的作用，有的就算能把雀斑去掉，也只是暂时性的，过不了多久就会复发。

除了遗传因素之外，如果女性身体内部经络不通，导致瘀血内停，心血不能到达皮肤颜面，营养肌肤，而皮肤中的代谢垃圾、有害物和黑色素无法随人体的正常代谢排出，逐渐沉淀也会形成雀斑。因此，要想淡化雀斑，还要从身体内部的调理开始。

在饮食上，多食富含维生素A、维生素C、维生素E的食物，如白萝卜、菠菜、油菜、苋菜、黄豆、豌豆、鲜枣、柠檬、芒果、牛奶等，常吃西红柿和含硒食物也有淡斑功效。不宜食用刺激性食物，比如辣椒、浓茶、咖啡、可乐、香烟、酒类等，也不宜食用含高感光物质的蔬菜，比如芹菜、胡萝卜、香菜等，可以在晚间食用，食用后尽量避免在强光下活动，以免黑色素沉着。

富含维生素C的食物主要有荔枝、龙眼、核桃、西瓜、蜂蜜、梨、大枣、韭菜、菠菜、橘子、萝卜、莲藕、冬瓜、西红柿、大葱、柿子、丝瓜、香蕉、芹菜、黄瓜等。维生素E同样具有抗氧化作用，卷心菜、胡萝卜、茄子、菜籽油、葵花籽油、鸡肝等都富含维生素E。经常食用这些食物，有利于淡化色斑，白嫩肌肤。

此外，面部斑点多的女性，要特别注意经期保养，在经期多吃些有助于排出瘀血的食物，以帮助子宫机能正常运转，减少肝脏负担，皮肤也就不会出现斑点。

为大家介绍几个祛斑的小秘方。

胡萝卜汁

将鲜胡萝卜打碎取汁，每天早晚洁面后涂在面部，待干后用清水洗净。此

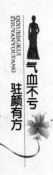
外，每天喝一杯胡萝卜汁，具有美白肌肤、祛斑等作用。

番茄汁

每天喝一杯番茄汁或者常吃番茄，对防止祛斑有较好的作用。番茄中含有丰富的谷胱甘肽，可有效抑制黑色素，从而使沉着的色素减退或消失。

柠檬汁

柠檬富含维生素C、钙、磷、铁等。经常喝柠檬汁不但可以美白肌肤，还可抑制黑色素沉淀，达到祛斑的效果。

食疗改善酒糟鼻

玫瑰痤疮又称为酒糟鼻，俗称红鼻子、红鼻头，是一种慢性皮肤炎症，紊乱、内分泌失调、精神紧张、嗜酒、病灶感染以及受到辛辣、冷热刺激或毛孔中寄生毛囊虫都可能会诱发或加重此病。酒糟鼻会使女性的容貌大打折扣，如果日常调节好自己的饮食，就能够改善这种情况。

首先，饮食宜清淡，少吃或不吃肥甘厚味、煎炸烧烤类食物，如动物油、肥肉、油炸食品、糕点等，以减少皮脂的分泌。多吃些富含维生素B6、维生素B2及维生素A类的食物和新鲜水果、蔬菜。

其次，忌食辛辣食物。中医认为，饮食不节、肺胃积热上蒸、外感风邪以及血瘀凝结是导致酒糟鼻的主要原因。因此，在饮食上应避免促使面部皮肤发红的食物，如辣椒、芥末、生葱、生蒜、酒、咖啡等刺激性食物。

此外，还应忌酒。同时注意避免冷热刺激、情绪激动、精神紧张。切忌用手搔抓患处，防止感染，平时要经常用温水清洗患处，避免使用碱性肥皂。

此外，还可采用饮食疗法对酒糟鼻进行治疗。饮食疗法见效慢，需要长期坚持。

1. 腌三皮

原料：冬瓜皮300克，西瓜皮200克，黄瓜400克。

做法：冬瓜皮刮去绒毛外皮后洗净；西瓜皮刮去腊质外皮后洗净；黄瓜去瓜瓤后洗净。将三皮放到一起煮熟，待冷却后切成条状，放在容器中，加适量盐、味精腌渍12小时，就能够食用了。

功效：清热利肺，对于酒糟鼻效果明显。

2. 山楂粥

原料：粳米60克，干山楂30克。

做法：将两种材料混合，熬制成粥。

功效：适用于酒糟鼻、鼻赘期患者。

食疗改善痤疮

从青春岁月一路走来的我们，相信对青春痘都不陌生。青春痘学名痤疮，又称粉刺、暗疮，多发于头面部、颈部、前胸后背等皮脂腺丰富的部位，影响美观。痤疮的发生原因是多方面的，但最主要的原因就是饮食不合理，过多食用肥甘厚味及辛辣等刺激性食物，导致皮脂腺分泌异常。

少吃油腻含糖高的食物。产生痤疮的主要原因是摄入过多的油腻甜味食物，导致肺、胃湿热熏蒸，从而引起皮肤问题。所以，在日常的饮食之中应尽量少吃油腻高脂肪的食物，如肥肉、动物脑、鱼油、芝麻、花生等。

忌食辛辣湿热食品。辛香、辛辣的食物大多都为热性食物，服食这些食物都可能使痤疮加重。在日常饮食中，应该不喝浓茶，戒掉烟酒、咖啡，并尽量少吃大蒜、辣椒、韭菜、雀肉等食物。

腥发之物要少吃。腥发之物就是容易造成过敏的食物，会让痤疮的情况更加严重，也就更难以治愈。较为常见的腥发食物有虾、蟹及贝类海产品，此外，肉类中热量较高的也属于腥发物，比如羊肉、狗肉等，饮食上应该慎重选择。

高糖、油腻食品要少吃。含糖量高的食物会加速新陈代谢，从而加速皮脂腺的分泌，这时的痘痘自然层出不穷。

多吃富含锌和维生素A的食品。锌和维生素A对抑制皮肤皮脂腺分泌、减轻表皮细胞脱落以及减少毛囊角化都能起到较大的作用。在日常饮食中，富含维生素A的食物有胡萝卜、西红柿、鸡蛋、牛奶、奶酪、黄油、牛肝、猪肝、鳗鱼、鱼肝油、菠菜、莴苣、大豆、芒果、橙子、杏等；富含锌的食物有海鱼、虾皮、

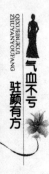
田螺、紫菜、黄豆、扁豆、芝麻、花生、葵花子等。

多吃富含B族维生素的食品。维生素B2能够有效防止脂溢性皮炎的发生，日常饮食中，瘦猪肉、鸡肉、牛肉、蛋类、紫菜、蘑菇、黄豆、豌豆、胡萝卜、香蕉、葡萄等都含有丰富的维生素B2。

多吃清凉祛热的食品。痤疮患者大部分身体都为内热。平时应该多吃一些清凉去热、生滋润燥的食物，比如瘦猪肉、猪肺、兔肉、鸭肉、鲫鱼、蘑菇、银耳、黑木耳、芹菜、西红柿、绿豆、芽菜、豆腐、莲藕、苹果、梨、柚子、山楂等。

花茶改善面色

茶是人类最健康的饮料，花是女人最经典的饮品，所以才有"上品饮茶，极品饮花"之说。在崇尚绿色、环保的今天，花草茶已成为人们"回归自然，享受健康"的首选饮品，它带给人们一种健康而天然的味觉享受，也带给人们一种纯净而自然的生活方式。

花草茶品种繁多，口味丰富，采用科学的纯天然加工技术配制而成，保持花草原有的生物活性，具有原生态的品质。因其不含咖啡因和糖，长期饮用有益身体健康。花草茶有养眼、养颜、养神、养心、消减痛楚、减肥瘦身等功效。不需花费太多时间，轻轻松松就能喝出健康的身体，喝出美丽的容颜。

营养学专家认为，常喝花草茶，可调节神经，促进新陈代谢，提高机体免疫力。其中许多鲜花还有淡化面部斑点、抑制暗疮、延缓皮肤衰老的作用，经常饮用可以美容护肤，美体瘦身。

美白养颜功效的花草茶

1. 加味绿茶

材料：葡萄10粒、凤梨2片、绿茶一包、蜂蜜1小匙、柠檬2片。

做法：（1）将绿茶包放入杯中，加适量开水浸泡7～8分钟；（2）将葡萄粒与凤梨片榨成汁；（3）将蜂蜜、果汁、绿茶、柠檬一同倒入玻璃杯中，搅匀即可。

功效：促进肌肤新陈代谢，改善血液循环，更新老化角质层，分解表皮层的黑色素，使肌肤更加光滑、白皙。

2.芦荟红茶

材料：约20厘米长的芦荟1段，菊花少许，红茶包1个，蜂蜜1勺。

做法：（1）芦荟去皮后取内层白肉；（2）将芦荟和菊花放在水中用小火慢煮；（3）水沸后，加入红茶包和适量蜂蜜，即可饮用。

功效：提高细胞活力，加速脂肪消化，增强肌肤光泽，延缓皮肤衰老，美白养颜。

3.菊花茶

材料：菊花3钱，开水1000克。

做法：（1）将菊花洗净，去除杂质（2）将菊花放入1000克沸水中，小火煮10分钟。（3）将所有的材料放入保温杯中，冲入1000克沸水焖15分钟。

功效：能够消脂化瘀，降压清凉，减肥轻身，适用于肥胖症、高血脂症和高血压患者。

4.益母草红糖茶

材料：益母草1钱，香附子1钱，红糖适量。

做法：（1）先将水煮至沸腾，然后放入益母草与香附子，在锅中时间不超过5分钟，晾凉后加红糖，不可过多。（2.）将所有的材料放入保温杯中，冲入500克沸水焖30分钟。

功效：具有活血、化瘀、调经、消水的功效。益母草可促进局部血流微循环障碍很快恢复。

5.玫瑰薄荷茶

材料：玫瑰花干花蕾4~5颗，薄荷少量(二、三钱即可)。

做法：（1）将干玫瑰花与薄荷一同放入杯中。（2）冲入开水，加盖到10-15分钟。（3）待茶凉后饮用提神效果更佳。

除了上面介绍的几种花草外，大自然之中还有很多花草对我们排毒养颜都是有很大功效的。例如玫瑰花、茉莉花、柠檬草、桃花、桂花香体花草茶有香身美体、滋养肌肤的作用。香体茶的香气自然、持久、迷人，能够有效舒缓紧张的神经，缓解焦虑紧张的心情等。

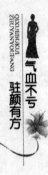
虽然这几种花都可泡茶，但并不是所有的花都适宜任何人。如果选择不当，不仅无法取得预期效果，而且还可能对身体产生一些不利影响。因为个人体质不同，且有虚实寒热之分，所以选什么花来泡茶喝，用多少量，还需根据自身体质，或在专家的指导下进行。

五谷杂粮，吃出好精神

可能大家对于五谷杂粮都有一种独特的情怀，因为其不仅美味，而且营养丰富。五谷杂粮是营养最丰富的谷类食物，而且杂粮的营养成分要比加工过的大米白面高很多。对于各种各样的五谷杂粮，其食用的方法也有所不同，通过不同的食用方法也可以将其营养充分发挥出来。

黑豆是抗衰老的长生丹

根据《本草纲目》中记载，黑豆可以防老抗衰，治腰膝疼痛，乌发补肾，营养价值与黄豆比较接近，而药用价值却高于黄豆。

材料：苏木10克，黑豆100克，红糖适量，水700克。

做法：（1）黑豆用水清洗干净，沥干备用；（2）锅中加入黑豆、苏木及水，炖煮至黑豆熟透后，捞除苏木及黑豆；（3）再加入红糖，搅拌融入后即可饮用。

绿豆是解暑的最佳选择

绿豆用药已经有很长的历史了，其利尿、清热降暑、明目降压、润喉止渴的作用，对消除中暑、食物中毒与小便不利等症有辅助治疗的作用。

饮用宜忌：绿豆性凉。经常腹泻与胃寒者禁止饮用，消化不良者应慎用。

材料：绿豆、红枣各30克，红糖适量，水500克。

做法：（1）将红枣、绿豆洗净，沥干后和水一起入锅中；（2）大火煮开后以小火慢煮，煮至豆烂后，调入红糖拌匀后就可食用。

黄豆是"豆中之肉"

黄豆中含有大量的卵磷脂与多样维生素，对身体极为有益，而且含有丰富的蛋白质，被称为"地里长出来的肉"。

饮用宜忌：黄豆含较高普林，故痛风或尿酸过高者不能过多食用，而若痛风发作时应忌食，且黄豆不容易消化不能过多食用。黄豆中含有胰蛋白酵素抑制剂，可导致呕吐、恶心、腹泻，煮熟再食用比较好。

材料：桑叶15克，黄豆30克，水700克。

做法：（1）先将桑叶、黄豆洗净，和水一同放入锅中；（2）先用大火烹煮至熟，再转小火慢慢熬，至黄豆烂即可食用，滤渣取汁后即可饮用。

红豆是补血利尿的佳品

红豆能够起到消肿利尿的作用，经常被用来当作减肥食材；加之有补血的功能，除了对妇女经期有益处，更能够让气色红润光泽。

饮用宜忌：红豆药性较为平稳，要治疗水肿应该长期食用才有效。

材料：红豆50克，带皮花生25克，红枣、红糖各15克，水700克。

做法：（1）红豆、带皮花生洗净、沥干，红枣洗净用温开水浸泡约10分钟后备用；（2）锅中放入水，红豆及带皮花生，用小火慢炖约一个半小时；（3）再加入红枣、红糖拌匀，在炖半个小时，即可滤去杂质取汁、倒入杯中饮用。

芝麻是最佳的美肤营养品

芝麻根据种子的颜色可分为黑芝麻、白芝麻、金芝麻(黄褐色)等品种，但是效果并无太大差异。小小的芝麻之中有很多不饱和脂肪酸、维生素E与卵磷脂，能够对身体起到很大的作用。

饮用宜忌：因芝麻性燥热。所以有喉咙肿痛、热燥性咳嗽、或牙痛、皮肤痒、肠胃炎的患者应该忌服。

材料：核桃仁、黑芝麻各30克，豆浆、牛奶各200ml，蜂蜜适量。

做法：（1）将黑芝麻和核仁清洗干净，放入钵中研成细末；豆浆，牛奶放入锅中煮热；（2）将磨成细末后加入牛奶豆浆中混匀，再拌入蜂蜜调匀后，即可饮用。

薏仁是降血糖、美白的良"药"

原产地为东南亚，有利尿、降低血糖、消肿与治疗风湿病及神经痛的效果。还可以改善粗糙肌肤，使肌肤柔嫩，是女性保养的天然食材。

饮用宜忌：孕妇应尽量避免食用。

材料：薏仁25克，黄芪10克，生姜6克，党参、红枣各5克，水500克。

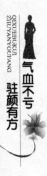
做法：（1）薏仁、生姜红枣洗净；（2）锅中放入黄芪、薏仁、生姜干炒至黄后，加入钵中研成细末；（3）保温壶之中加入所有的茶材，焖泡约5～10分钟后，将茶渣滤去后即可食用。

均衡饮食，健康美丽之源

饮食均衡，是身体健康的根本保证。唐朝"药王"孙思邈就曾说过："人之安身之本，在饮食也。"均衡的饮食，是人体脏腑功能正常运作的基础，是女性健康美丽的源泉。对于女性而言，通过均衡的饮食来调节身体内部平衡的保养法，远比单纯依靠化妆品来养颜要更加健康自然。

一般来说，均衡饮食需要符合以下几个标准：

热量平衡

人体所必需的营养素有蛋白质、脂肪、碳水化合物、矿物质、维生素、膳食纤维和水等七类，产生热量的营养素主要是前三种。其中，脂肪产生的热量是其他两种营养素的两倍之多。我们平时所说的高热量食物，其实就是指富含脂肪的食物，以动物性肉食为代表。一个人每天所摄取的热量如果超过日常所需，就会造成体内脂肪堆积，引起肥胖。肥胖的人，通常是高血压、心脏病、糖尿病、脂肪肝等多种疾病的高发人群。反之，如果每日摄取的热量不能满足人体的需要，则会造成营养不良。营养不良同样可诱发多种疾病，比如贫血、结核、癌症等。

营养素的均衡摄入，应该保持一个适当的比例。一般来说，最科学的蛋白质、脂肪与碳水化合物的搭配比例是1：1：45。而科学的每日三餐的热量分配应当为总热量的30%、40%、30%，即人们常说的早餐吃好、午餐吃饱、晚餐吃少。

荤素平衡

荤食能够为人体提供丰富的蛋白质和和脂肪，可以帮助修补细胞，促进组织更新，维持细胞正常功能与新陈代谢；素食则负责提供丰富的维生素和纤维素，用以满足人体的生长、发育和各种生理活动的需要。荤素食物在日常饮食中可谓是各占半壁江山，只有荤素均衡，才能保证机体的健康运转。一般来说，常吃素者易患贫血、结核病，而常吃荤食容易造成高血脂、心脏病、乳腺癌等疾病。

荤素平衡的原则，是要保持荤食在一日三餐的热量中占25%～30%。过多或者过少，都不利于身体健康。

酸碱平衡

食物有酸碱之分并非指味道，而是指食物在体内最终代谢产物的性质。正常情况下，人的血液的PH值应保持在7.3～7.4，呈弱碱性。一般动物性食品均属酸性食品，摄入过多的酸性食物，会造成体内环境的酸化，容易引发心脑血管疾病、动脉硬化、肠道癌症等多种疾病。大部分植物性食物是碱性食物，比如蔬菜、水果、海带、茶叶等，五谷杂粮除外。科学实验证明，碱性环境不易唤醒癌症细胞，更有利于健康和长寿。

我们知道酸性食物的危害，然而也不可单纯食用碱性食物，否则会造成体内碱中毒。总之，营养均衡是健康的关键，每天摄入食物的酸碱比例保持在2∶8较为适宜。

味道平衡

酸、甜、苦、辣、咸乃饮食五味，对身体的影响各不相同。

酸：酸味入肝，能够增强肝功能，疏散肝气，并且可以促进钙、铁等矿物质和微量元素的吸收。适当吃些酸味食物，可以增进食欲，促进食物消化；反之，食入过量酸味食物会使肠胃黏膜受损，导致胃溃疡等肠胃疾病。

甜：甜味食物主要来源于碳水化合物，即糖。糖为人体提供足够的热量，具有补气生血、解除肌肉紧张、增强肝脏功能的作用。此外，糖还能有效阻止癌细胞附着于正常细胞，有效抵抗感冒、流感，预防心脏病、神经疾病和老年痴呆症。如果过量摄入糖分，则会影响人体的代谢，引起肥胖，并诱发高血压、高血脂和高血糖等慢性疾病。

苦：苦味食物入心，能提高心脏功能，且富含有机碱、氨基酸与维生素B12，能补充人体所需的营养素。不过，因为苦味食物多属寒性，过量摄入容易造成体寒、虚弱和血循环障碍。

辣：辣味食物能刺激胃肠蠕动，增加消化液分泌，促进血液循环和机体代谢。适当进食辣味食物，与少量的运动有同样的效果。但是，嗜辣又会伤害喉咙和肠胃黏膜，还容易导致体内火气旺盛。

咸：多数咸味食物可以为人体提供钠、氯两种元素，调节细胞和血液间的

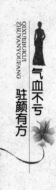

渗透压及正常代谢。人在呕吐、腹泻等失水情况下应多吃咸味食物或是喝些淡盐水，以补充体内流失钠元素。但是，食物的咸味应适中，否则会加重肾脏负担，有损肾脏。

颜色平衡

颜色不同的食物所含营养元素也不同，均衡摄入才能保证营养的充足、全面。

白色食物：维生素和纤维素含量丰富，缺乏赖氨酸等必需的氨基酸。常见白色食物有白面、大米、百合、杏仁、藕等。

红色食物：优质蛋白、维生素A，钙、锌、铁等微量元素含量丰富。常见红色食物有猪血、牛肉、樱桃、石榴、番茄、山楂等。

黄色食物：为优质蛋白、脂肪、微量元素等含量丰富。常见黄色食物有橙子、黄豆、花生、芒果、柠檬、南瓜等。

绿色食物：维生素的含量非常丰富，能够有效降低心脏病、癌症的发病率。常见绿色食物有各种绿色蔬菜、橄榄、猕猴桃等。

黑色食物：铁、硒、氨基酸等含量丰富，但是蛋白质含量较少。常见黑色食物有香菇、黑枣、黑豆、黑芝麻、黑木耳等。

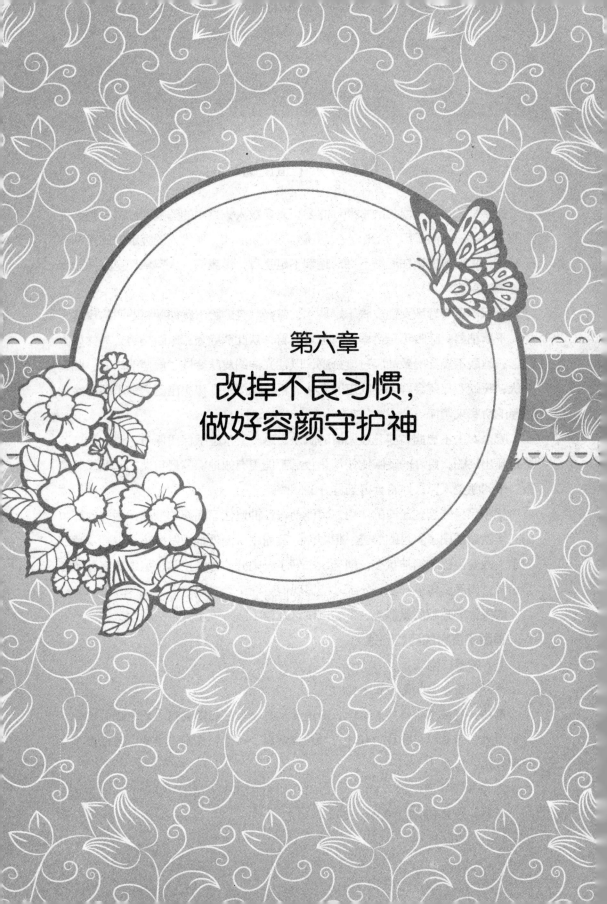

第六章

改掉不良习惯，
做好容颜守护神

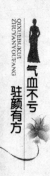
熬夜，气血的杀手

睡眠是人类与生俱来的本领和需要，大多数人一生中的睡眠时间超过整个生命的三分之一。但是因为工作、生活压力的不断增加，现代人的睡眠时间正在不断减少，睡眠质量也在逐渐下降。睡眠不足是身体健康的一大克星，更是摧毁女性容貌的直接凶手。

睡眠不足会导致女性皮肤干燥缺水，曾经漂亮的脸蛋犹如即将凋谢的玫瑰一样，干瘪枯萎；睡眠不足会导致黑色素沉着，从此熊猫眼和厚眼袋将会与你如影随形；睡眠不足会导致油脂过度分泌，以往光洁的皮肤变成了痘痘的乐园，此起彼伏；睡眠不足还会导致皮肤迅速老化、粗糙黯淡，在每次出门之前不得不涂上厚厚的粉底来遮掩。

哪个女人不想拥有婴儿般柔滑的肌肤，这就要求睡眠保质保量。请记住，美丽是睡出来的，良好的睡眠比任何化妆品都能更有效地保障最自然的美丽。坚持做一个"睡美人"，你将会得到最好的回赠。

化妆品只能起到遮掩的作用，可能前一秒钟遮住了面部的沧桑，后一秒卸妆的时候就暴露出了岁月的痕迹。想要你的美丽由内而外地散发出来，就要从睡眠着手，改变自己的精神状态。精神状态好了，内分泌才能正常，组织器官才可正常运转，内部运转得好了，外部才能显现得更好。

如果你的睡眠质量很差，不妨试试这几种中医传统调养方法。

睡眠不良者的药膳调理

1. 酸枣仁粥

原料：酸枣仁50克，粳米100克。

做法：将酸枣仁捣碎后取汁，加适量水与粳米一起煮成粥。每晚睡前服食。

功效：可养心、安神、敛汗，对神经衰弱、心悸、失眠、多梦、黑眼圈等有缓解作用。

2. 小米莲子百合粥

原料：小米100克，莲子、百合各10克。

做法：将以上原料加适量水，共煮成粥。

功效：小米粥本身就有促进睡眠的作用，莲子、百合更能宁心安神，熬出来的粥口感清淡、香甜，又能养心安神，适用于睡眠不熟、容易醒的人。

3. 百麦安神粥

材料：小麦、百合各50克，莲子肉、首乌藤各20克，大枣2个，甘草6克。

做法：把上述材料分别洗净，浸泡半小时，加水1000毫升，烧开后用小火煮30分钟。连炖两次，取汁，随时皆可饮用。

功效：有益气养阴、清热安神之功效，适用于有神志不宁、失眠多梦、心烦易躁、心悸气短、多汗等症之人服食。

睡眠不良者的穴位调理

推拿按摩是促进睡眠的好方法，也是中医特色的治疗方法，每天晚上临睡前进行推拿按摩，不吃药也能睡个好觉。

1. 头部穴位的按摩

主要包括印堂、神庭、睛明、太阳、风池等穴位。按摩时，用拇指适度按揉，每个穴位按摩3~5分钟。此外，还可用手梳头，就是以双手指腹，从头前发际起，边紧贴头皮按摩边向后推进行按摩。

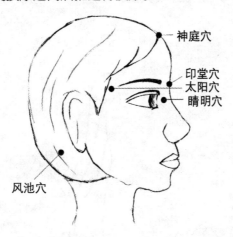

神庭穴
印堂穴
太阳穴
睛明穴
风池穴

2. 腹部穴位的按摩

腹部聚集着很多穴位，如中脘、气海、关元、天枢等，用右手沿顺时针方向绕着肚脐按揉，力度适中，按揉50次；然后换成左手逆时针方向按上述方法按揉50次。

117

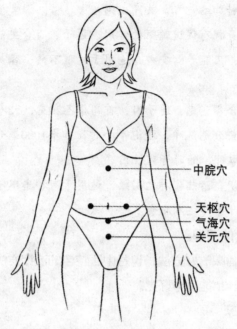

中脘穴

天枢穴
气海穴
关元穴

3. 四肢穴位的按摩

主要包括内关、大陵、神门、足三里（图见P10）、丰隆、三阴交（图见P12）等。按摩时，用左右手大拇指按揉对侧穴位3～5分钟。睡前可以热水泡脚，用左右手按揉对侧足涌泉穴。

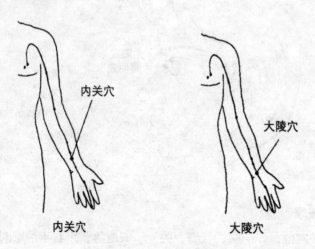

内关穴

内关穴

大陵穴

大陵穴

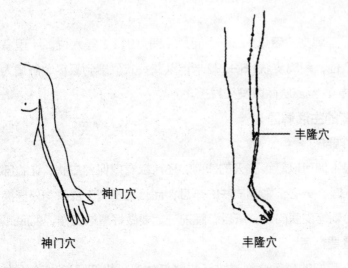

神门穴

丰隆穴

神门穴   丰隆穴

4. 足底反射区的按摩

选择肾、肾上腺、垂体、心、肝、甲状旁腺、额窦、大脑、小脑、失眠点等足底反射区。用拇指对每个穴位进行按揉，分别按3～5分钟。

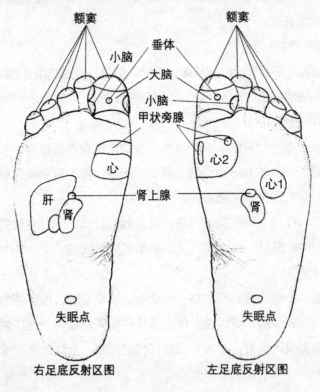

右足底反射区图   左足底反射区图

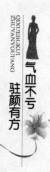

5. 艾灸法

选择神门、三阴交（图见P12）、涌泉（图见P11）等穴位。手里拿着点燃的艾条，对准穴位，距离皮肤1.5～3毫米，以艾灸穴位感到温热、舒适为宜。每个穴灸3～15分钟，至皮肤微微发红为止。

睡眠不良者的生活调理

1. 清洁工作要做好

睡觉前洗脸不但可以舒缓一天的疲劳，还可以有效保养皮肤。让脸部皮肤带着灰尘和油脂入睡，势必会影响皮肤的休息，而且也不利于皮肤与外界换气，容易引发痘痘、粉刺等皮肤问题。所以，睡前一定要做好清洁工作，彻底卸妆。

2. 选择枕套要合适

入睡之前，我们的身体会通过排汗来降低体温，排汗可以排除体内有害物质，与此同时，脸上的油、汗会被枕头重新吸收，枕这样的枕头入睡，脸上很容易生痘痘，形成恶性循环。所以，枕套要及时更换，同时避免使用吸收力差的聚酯质地布料做床上用品。使用丝质或者绸缎质的枕套，可以减少脸部和枕头之间的摩擦，有效防止皱纹。

3. 护发护眼同时进行

枕头上的细菌可能会导致眼皮红痒、浮肿，但是，经过抗菌处理的软绒毛枕套可以防止这种情况的发生。敷上含镇静配方的眼膜睡觉，能够有效地预防眼袋。

4. 睡前使用合适的护肤品

白天，肌肤处在一种紧张戒备的状态，全力抵抗着外界伤害；夜间，肌肤细胞忙于自我修复，外在的屏障功能就会降低，所以，夜晚应当使用能够深入渗透肌肤的保养品，对肌肤进行深层滋养。

油性皮肤的人往往对晚霜类的产品比较抵触，其实，油性皮肤的人更需要在睡觉前使用合适的护肤品，以调整油水不平衡的肌肤状况。

5. 在芳香中入睡

在芳香中进入睡眠绝对称得上是一种享受，长期坚持，能够使你在不知不觉中睡成芳香美人。睡觉前，可以在身体上涂抹一些天然植物产品，如玫瑰果、薰衣草、兰花、蜂蜜或者奶香，涂抹完后进行打圈按摩，会让你甜甜地睡去，美美地醒来。

节食减肥不可取

时下有很多减肥节食理念，其中一条就是不吃主食，饮食以蔬菜为主。很多女性为了控制热量的摄入，不食用肉类食物，只吃水果蔬菜，久而久之，要么焦黄晦黯，要么脸色苍白。

从中医的角度来讲，"脾胃为后天之本，气血生化之源"，长期不吃主食，水谷精微无源，气血无从生化，后天之本亏耗，容易造成女性经量稀少、月经不调，严重者甚至闭经。

遇到这种情况要求患者及时恢复饮食，以保证气血之来源，此外，建议女性朋友多喝点小米加红糖充养脾胃，固本培元。

蔬菜主要是植物的茎和叶，有很强的疏通能力，但是营养功能较弱，气血虽然可以得到疏通但是滋养不足，特别是脾胃得不到水谷滋养，时间一长就容易造成脾胃气虚，很多人面色蜡黄通常都是饮食结构不正常导致的。

现在很多女性没有时间运动，或者是懒得动，所以经常选择节食的减肥法，但是殊不知节食减肥法不仅对健康有损害，而且反弹也是极为严重的。

节食是以吃很少的食物甚至是"断食"来减肥，所以身体没有足够的热量来供给生理功能所需要的能量。身体为了保持足够能量来应对需要，体内会自动地降低基础代谢率，并且并不消耗脂肪，先消耗瘦肌肉来供给基本生理机能，结果瘦肌肉越来越少，肌肉强度下降，而脂肪所占的比例也就越来越高，形成恶性循环，得不偿失。所以常听有人说节食减肥之后越来越肥，基础代谢率降低是关键问题。除此之外，长时间的饮食不均衡，会对身体造成损害。

所以说节食减肥是不可取的，提醒减肥的朋友不要因为追求美丽苗条而忽视健康问题。

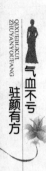
生冷食物应少食

炎炎夏季，许多人将冰棍、冰淇淋、冰镇饮料视为夏季最惬意的享受。但是这样的痛快的"享受"，可能会让身体出现严重抗议。

生冷食物首先会对女性的生理期造成很大影响。因为经血要排出，有一定温度才能走得顺，如果身体遇到冷气，血液不会畅通运行。许多生理期不顺的女性，都是冷饮爱好者，这些冷饮进入肚子，子宫收缩，经血很难排出来就容易瘀积成血块。

同时，不仅要注意食物温度对女性生理周期的影响，同时也注意食物属性。根据食物进入人体所产生的作用，可以将食物分为许多不同的种类：食入后可以温煦机体功能，促进气血循环，或刺激食物代谢，归为温性或热性食物，例如姜、葱、桃等；而食入后降低气血运行效率，减缓或阻滞生理功能的食物，归为寒性、凉性食物，例如苦瓜、火龙果、西瓜等。

寒冷食物对人体造成一定的刺激，最为直接的反应就是引起血管收缩，局部组织血液流量减少。就中医的观点而言，人体最基本的气、血、津液之所以能够畅通无阻、运行不息，全依赖身体的阳气的推动温煦。如果食用的食物的温度与体温相差很多，必然会损耗非常多的阳气来提升这些食物的温度，以促进代谢功能的执行。除了损耗阳气，食用寒冷食物还会造成气血受阻或病变。食用过于寒凉的食物会导致消化功能的紊乱。

如何更好地避免寒冷的食物对人体的伤害呢？

1. 早餐应该以温热食物为主

早餐应该以热食为主，才能起到保护胃气的作用。中医之中所讲到的胃气，其实是广义的，并非单一所指胃器官，其中也包含了脾胃的消化吸收能力、后天的免疫力、肌肉的功能等。因为夜间的阴气在早晨并未完全消失，温度还很低。体内的肌肉、神经及血管都处于收缩的状态，假如这个时候我们吃很多冰冷的食物，必定让身体各器官收缩，血液也会更加不通畅。

因此在吃早餐的时候，最好的选择应该是热稀饭、热豆浆、芝麻糊、山药粥等，然后再配合一些蔬菜、面包、三明治、水果等。

2. 不要贪喝冰凉饮料

女性朋友为了补充维生素，就喜欢将榨好的蔬果汁放进冰箱里。想喝的时候，拿出来就喝。虽说这样可以从饮品中摄取营养成分，但一个关键的问题被忽略了，那就是人体喜欢温暖的环境，身体温暖，免疫力才会强，废弃物等才能更好地排出体外。所以不能直接拿来就喝，特别是在早晨，绝对不能喝冰咖啡、冰果蔬汁、冰红茶、冰牛奶等。

女性若在生理期内吃大量的寒性食物，极容易造成生理期不顺。寒性食物包括各种瓜类如苦瓜、冬瓜、西瓜等。另外，酸性水果也有收敛作用，会将原本要排出去的精血收回来，造成经期不顺，所以在生理期内尽量少吃酸性水果。

3. 掌握对策

一是从冰箱中拿出的食物不可直接食用，等回温后食用。二是采用烹饪的方法改变食物属性，比如大多数蔬菜都偏凉性，烹调以后放入姜、葱、蒜等热性食物就能得以改善。

吃饭不要快，慢食养气血

随着社会的飞速发展，我们的生活节奏也越来越快。但是，你可能不知道，慢食是最为健康的饮食方式。所谓慢食，就是主张吃饭的时候将速度放慢，不要狼吞虎咽，而是细细品味。我们在放慢吃饭速度的同时，也能让气血得到最大的补益。

血的生成有一部分是从先天肾经而来，但最主要的是后天脾胃运化的水谷精微所成，也就是饮食。《医门法律》中记载，"饮食多自能生血，饮食少则血不生"，意思是血液大部分是由饮食当中化生出来的。但是这句话并不全面，并非是将食物吃进肚子中就算补血了，你要将吃进的食物进行充分的消化吸收，经脾胃运化转为气血，这样才能称得上是真正的补血。很多人吃饭的时候都是狼吞虎咽，食物巨细不分全部吞进肚子当中，不消化，和不吃也就一样了。这样的吃饭方式根本没有办法起到补血的作用，只不过是让食物满足了口腹之欲而已，对身体没有什么益处，这样还会损耗不少气血。

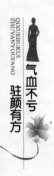
有的人则细嚼慢咽，吃进去的食物充分咀嚼，用唾液分解，直到食物变碎、变软，进入脾胃，这样的食物方能得到充分的吸收，能够利用的一点也不浪费，没用的全部排出体外。这样吃饭有规律，脏腑之间的配合也非常协调，自然气血充足，身康体健。大家想一想那些高寿的百岁老人，吃饭速度都是极为缓慢的。

所以，古人曾经说，吃饭时应细嚼慢咽，这是有一定道理的，细嚼慢咽之后才能将食物充分嚼碎，吸收之后方能化生为气血。也就是说，食物咀嚼越慢气血补充得越好！

西医中也有这样的认识，就是将食物分化成粉状，摄入人体，甚至不需要胃的消化，营养物质也能被人体所吸收。我们都知道一两岁的小孩的脏器功能非常弱，所以婴儿只能乳汁、奶粉、面汤、汁液的食物。这些都说明细碎的食物更有利于身体吸收。

所以最好不要吃饭过快，细嚼慢咽才能更好地吸收营养。建议多食用一些炖熟的肉汤，像羊肉汤、牛肉汤、鸡汤等，这对养生都有着极为重要的作用。另外，将糯米、大米、黑米等熬制成糊，配上同样做糊的花生、红枣、枸杞子、莲子等，对于养血也是有好处的。

为了保证进入脾胃的食物足够细碎，可采取以下两种简便易行的方法：

1. 多咀嚼，以刺激唾液分泌。唾液可以起到清洁口腔、稀释食物、帮助消化的作用。

2. 每口进入嘴里的量应该少一些，而且吞咽两次。吞咽可以更彻底的稀释食物，尤其对于消化困难的人来说更应该如此。

不吃早餐是对身体的摧残

很多人将早餐忽略，要么就去路边摊买包子、油条、煎饼果子，已经很少有人在家中自己做点早餐了。然而，不起眼的早餐对我们来说却是极为重要的。它有哪些重要作用呢？

1. 为肝吃早餐

肝脏主管生发。早晨是肝气是旺盛的时候，也是人最为清醒富有活力的时候。如果早晨不吃饭，肝气生发而没有气血的支持，时间久了也就有了虚劳诸症。女性经期提前，均因肝气无法疏泄而生风燥。虚劳已成者，浑身无力，更不思饮食，肝气虚衰，则久医不治。

2. 为胆吃早餐

早晨经常不吃饭极容易诱发胆囊炎，这个说法极为正确。肝气失去气血支撑而虚弱，肝虚则胆旺，自然会出现炎症。

3. 为胃吃早餐

在早上7～9点的这一时间段，此时正好是胃经值班。经过一夜的损耗，它已经非常饥饿了，此时我们就应该为它补充营养。

卯时人体内的阳气还未生发起来，辰时太阳刚刚出来，天地间一片阳气生发之象。此时人体就需要及时补阴，以调节阴阳平衡。而食物的属性常为阴，此时吃早餐，就像小溪灌溉庄稼一样，这个时候的阳气是最为旺盛的，脾胃的运化功能最强，即使摄入的热量再多，我们的肠胃也能将其消化，所以也没有必要担心身体发胖。如果不吃早餐，到了胃经值班的时候，就会分泌更多的胃酸，长此以往，可能就会患上胃病。

因此，按时吃早餐对于身体健康有很大的作用。清晨吃一些牛奶稀饭，吃点馒头蔬菜之类的，可以帮助肝气抒发，保养胃气。

调养身体不一定靠补品

现在，市场上补气血的保健品花样繁多，口服液膏之类的琳琅满目。由于现在保健品市场的药物过于浮夸，夸大了药物的营养价值，使人们忽视了食物的作用。而科学的观点是，药品、保健品都不能随意食用，食疗远比药补的作用大。同时，进补也需要因人而异，最好遵医嘱。随意进补不仅不会对身体有益，反会有可能造成身体损伤。

首先，保健品之中有很多激素，而激素有利有弊。女性保健品中，不少女

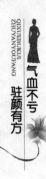
性补品不仅可以延缓衰老，还可能使乳腺导管上皮细胞增生，严重者可能导致癌症。据统计，全世界每年患上乳癌的人数已经超过了120万，在我国，乳腺癌已经位居女性癌症中的首位。而几乎所有女性养颜品都含有激素。

其次，即便是纯中药成分，也不能不考虑体质的虚实症状盲目用药。因为中医药学的最大特点和长处，就是辨证施治，在经过仔细的诊断之后，方能拟方用药。

还有，女性食用保健品要注意生理期因素。如中医认为，女性在经期一般不适合服用含有各种滋补成分的中药保健品，不然极容易造成生理期的经血运行不畅。对于女性怀孕之后，中医养生一贯主张"产前宜凉不宜温，产后宜温不宜凉"，所以，妊娠期间女性千万不能吃含有人参、党参、黄芪或鹿羊制品等成分的滋补药品。相反，生产过后不能摄入含生地、珍珠粉或龟、鳖制品等成分的凉性滋补保健品。因这类药物本身，具有一定的药理作用，它们对人体的内分泌、神经等功能都极可能造成正反两面的影响，若随意食用保健品极容易造成女性体内的生理周期和激素失衡。

保健品对人们的作用就是这样的，或者是陷阱，或者是有益有害，使用不当不仅不会补益身体，弄不好损坏身体。因此，要客观看待保健品，谨慎食用。

烦躁易怒，有碍养颜人显老

人有七情六欲。高兴、失落、悲伤、忧虑、恐惧等，都是一个人应有的、正常的情绪反应。"不以物喜，不以己悲"是一种修养，一种境界，不是任何人都能做到的，只要生活在凡尘俗世间，就免不了有悲有喜。只是，如果情绪波动太大，或者时常将自己陷入一种特定的情绪中无法自拔，便会对身体产生不良的影响。

皮肤上的神经受大脑的操控，精神不好或长期处于紧张、惧怕、压抑等状态时，可引起机体的应激反应，使得内分泌功能失调，皮肤的血液循环与营养供给也会受到影响，反抗力随之下降，从而引发一系列皮肤问题。女性朋友所避之不及的痘痘、色斑等，都是情绪失调的后果。

内心压抑易长色斑

墨镜、防晒乳、隔离霜……防晒装备如此齐全，竟然还会长斑！先别忙着谴责防晒乳的功效，有些时候，雌激素泌量不足也会导致斑点的滋生。雌激素为何会分泌不足？反思一下自己是不是太好脾气了。脾气太好，遇事委曲求全，会给自己带来很大的压力，虽然人前是个不折不扣的大好人，但内心却在不知不觉中受到折磨，长期的情绪不稳会让肌肤失去反抗力，从而出现斑疹或者色斑。

思虑过度易长黄褐斑

思虑过度常表现为神智恍惚，或者心不在焉。"思则气结"，气机郁滞不通，运化失常，会使脾气结于肠腹之中，表现为无精打采、食欲减少、皮肤干枯、肌肉消瘦等。久而久之，全身各组织缺乏营养而导致心悸气短，面色萎黄或生长黄褐斑，严重影响容貌。

忧伤过度易容颜憔悴

忧伤是人心理受到压抑时的一种情绪反应。忧虑发自于肺脏，忧伤过度首先伤害的是肺脏，肺气闭塞，宣发失调，容易导致容颜憔悴，毛发焦枯易脱落。长期忧虑可积忧成疾，耗气伤阴，导致经络不畅，气血滞于面而滋生黄褐斑。

从生活的细节开始，陶冶自己的情操，做一些修养身心的事，情绪自然就会稳定下来。

读书

女人的美，在于心灵，在于气质，在于神韵。有句话说，腹有诗书气自华。爱读书的女人，心有琴弦，雅意一生；爱读书的女人，纵然独自漫步，亦有清风明月邀约，花香白云为伴；爱读书的女人，心境是单纯的，感觉是灵秀的。书籍是女人永远的护肤品，它不但护肤而且护心。对女人来说，世界上内外兼护的东西唯有书籍。

音乐

是谁说过，"音乐是女人的公开情人"。怀旧时，听一听理查德的钢琴曲，《童年的回忆》如涓涓小溪静静流淌，耳边仿佛又响起儿时同伴的嬉笑声；心静如水时，听一听舒伯特的小夜曲，让心灵在美妙的音符中翩然起舞；忧伤时，放一曲《梁祝》，在音乐中感受千古流传的凄美爱情。

艺术

经常欣赏各种高雅艺术，陶冶性情、丰富心灵感受，举手投足之间自然会有文化与艺术的气韵。爱艺术的女人，给人一种浪漫；爱艺术的女人，给人无限的遐想空间。这种浪漫，这种神秘，来自于艺术对她的滋养和启迪。

宽容

宽容为女人养心的至高境界，是心灵美在人生态度上的具体体现。宽容的女人由内而外地散发着大方、得体的美丽，那种气质上散发出的芬芳不是外的美丽能与之媲美的。

不良情绪就像一个无形的杀手，使美丽的容颜顷刻间不复存在。因此，美容养颜要注重情绪的调控，保持情绪的平稳。寄情于山水是缓解压力、排解内心苦闷的一个绝好办法，大自然的奇山秀水常能震撼人的心灵。登上高山，会顿感觉心胸开阔；放眼大海，会让自己变得超脱、宽容；漫步森林，会使身心都感觉到一阵轻松。这种美好的感觉，往往都是良好情绪的诱导剂。有条件的话，尽情拥抱大自然吧。

第七章

学会四季养生，健康美丽一辈子

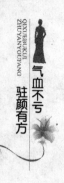
春季肌肤保养法

春季是一年当中皮肤最好的季节，由于温度和湿度都很适宜，皮肤也会变得白皙、滋润而且富有光泽。然而，由于风沙、花粉、柳絮等因素的影响，春季也是皮肤抵抗力最差的季节，很多女性的皮肤在春季变得敏感而脆弱。春季的美容保养，不但需要全面呵护，更需要深层打理。

仔细洗脸，彻底清洁皮肤

春天里，随着气温渐渐回暖，皮脂腺与汗腺的生理活动日益活跃，脸上时不时就会冒出几颗小痘痘。为了保持面部皮肤的光滑，洗脸时一定要仔细。选择适合自己皮肤的洗面奶，成分天然、质地温和的洗面奶是首选。洗脸时，用手指轻轻按摩面颊可以促进血液循环，使面容更加红润、亮泽。

深层去角质，打开呼吸通道

气温的回升，使得肌肤的新陈代谢作用日益旺盛，厚厚的角质层不再担任抵御低温的重任。去除多余的角质，是春季护肤不能忽略的重要内容。去角质不必频繁，应视肌肤类型来定，油性肌肤1周1次，干性敏感性肌肤1个月1次，混合性肌肤可分T区和U区按照不同的频率分别做角质保养。有规律地去角质可以使肌肤吸收营养成分更快更彻底，有效唤醒肌肤的活力，让肌肤变得柔滑又有光泽。

"躲避"紫外线，注意防晒

防晒并不是夏季的专利，在春季，紫外线就已经开始对皮肤进行伤害。尤其在中午11时至下午3时这个时间段，紫外线的"杀伤力"最强。紫外线对皮肤的伤害不言而喻，会促使雀斑的生成和黑色素的沉着。因此，春季的防晒也很重要。

注意保湿，保持肌肤水润

可以选择补水保湿功能显著的滋养型化妆水和乳液，通常情况下，维生素A、D、E含量丰富的化妆品的护肤效果会更好，如胶原、玻尿酸等护肤产品。早上临出门可以用一些油性成分比较少的乳液护肤，防止风沙和灰尘吸附到肌肤上。工作中觉得皮肤干燥时，可以用喷雾型化妆水来润泽皮肤。此外，颈部也要涂抹保湿护肤霜，保持肌肤水嫩光泽，防止皮肤干燥引起细纹。

适时进食美容药膳，美容又养颜

饮食美容，是护肤美容的根本。西红柿可生津止渴、健胃消食，常吃可抗衰老；胡萝卜可清热解毒，常食可治皮肤干燥、黑头粉刺等；大枣能益气健脾、养血生津，常食对面色无华、皮肤干枯、形体消瘦等症有良好疗效；芝麻可补肝益肾、养血润燥、乌发，常食可使皮肤白嫩、润泽。

春季养肝，吃什么

春天是生发的季节，也是人体新陈代谢、生理机能最活跃的季节，然而，春天的天气是不稳定的，乍暖还寒，很容易患上感冒，如果从饮食上进行调理、改善，春季宜平补，重在养肝养脾。

中医认为，肝主藏血、疏泄，有贮藏和调节血液的功能。若肝功能受损，则会导致周身气血运行紊乱，其他脏腑器官受干扰而致病。又因酸味入肝，为肝的本味，如果人在春季摄入过量的酸味，容易造成肝气过旺，伤及脾脏。因此，春季养生，就要少吃酸味而多吃甘味的食物，以滋养肝脾两脏。

以下这些食物，有养肝补脾之功效，宜在春季食用。

韭菜

多吃韭菜，可增强人体脾胃之气，适宜在春季里祛阴散寒、养阳护肝。韭菜含有较多纤维素，能促进肠道蠕动，有利于清洁肠腔。需要注意的是，韭菜性热助阳，阴虚体质或身有疮疡者不宜食用。此外，因韭菜含蛋白较高，慢性肾病及痛风患者也需慎用。

菠菜

菠菜性甘凉，入肠、胃经，有补血、利五脏、通血脉、止渴润肠、滋阴平肝、助消化、清理肠胃等功效。对于患有因肝气不舒而并发的胃病、头痛目眩以及贫血的患者，日常饮食中多食用菠菜，有良好的辅助疗效。由于菠菜中含有大量草酸，食用时宜先用沸水焯后再烹调，以免妨碍机体对钙的吸收。

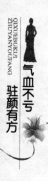
豆芽

豆芽有清热的功效，适合在气候比较干燥的春季食用，有利于肝气疏通、健脾胃。食用时，应尽量保持其清淡、爽口的特点。豆芽菜最好随买随吃，如果需要放入冰箱冷藏，要用塑料袋密封好，且最好不要超过两天。

红枣

红枣性温、味甘，具有补脾益气、养血安神、生津液、解毒、缓和药性等功效，是补血养颜的佳品。此外，红枣还具有保护肝脏、增强免疫力的作用。春季经常食用红枣粥，能够缓解神经衰弱、失眠等症状。

枸杞

性味甘平，具有养肝益精作用。枸杞中富含糖、蛋白质、多种维生素、磷、铁等营养物质。药理研究证实，枸杞具有保肝护肝、改善肝脏功能、治疗慢性肝炎的功效。如果将红枣、枸杞和粳米放在一起熬粥，不仅可以养肝，还能调理胃肠，可谓是一举两得。

适合在春季食用的养肝食谱

1. 韭菜猪肝汤

材料：韭菜60克，猪肝50克。

做法：（1）将韭菜洗净、切碎；猪肝洗净，切片；（2）在锅里加适量的清水，用旺火煮沸，加入韭菜和猪肝，煮至猪肝熟，调味，即可食用。

功效：韭菜性温辛香，春季食用韭菜最能助益阳气。用韭菜配猪肝，可以补养肝血。适合肝病、夜盲症、便秘等病患食用。

2. 素焖扁豆

材料：扁豆350克，植物油30克，酱油15克，黄酱10克，精盐3克，大料两瓣，葱花、蒜片各少许。

做法：（1）将扁豆除掉筋和尖，洗净，沥干；葱、姜、蒜洗净切末；（2）锅中加油烧热，放入姜、蒜炝锅，烹入适量料酒，放入扁豆煸炒几下；加入鲜汤、精盐、白糖、鸡精烧开；转为中火，加盖焖熟至汤浓，用湿淀粉勾薄芡，翻炒均匀，淋入香油，出锅盛盘，即可。

功效：扁豆是春季首选的健脾和胃的素补佳品，非常适合老人、孕妇、乳母，以及高血压、冠心病、脑血管病患者服食。

3. 蜜糖红茶

红茶叶 5 克，放入杯中，以沸水冲泡，加盖焖片刻；调入适量蜂蜜、红糖，搅匀即可。每日饭前各饮 1 次，能温中养胃。此茶适合春天肝气偏旺、脾胃功能不佳者饮用。

春季饮食驻颜

唐代名医孙思邈说："春七十二日，省酸增甘，以养脾气。"明代高濂在《遵生八笺》中也提到："当春之时，食味宜减酸增甘，以养脾气。"这些话的意思是：春季肝旺之时要少食酸性食物，否则会加重肝火，伤及脾胃，总的来说，春季养颜护肤应遵循以下饮食原则。

少食肉类食品和动物性脂肪

肉类食品和动物性脂肪在体内分解时，会产生诸多酸性物质，对皮肤和内脏均有强烈的刺激性，不利于皮肤的正常代谢。很多女性之所以皮肤粗糙，就是血液肌酸含量不断增高的结果。因此，女性在春季应当减少食用肉类食品，以素食为主。

多吃植物性食物

植物性食物中含有丰富的防止皮肤粗糙的胱氨酸、色氨酸，具有改善皮肤粗糙、延缓皮肤衰老的作用。这类食物主要有：黑芝麻、小麦麸、豆类及豆制品、葵花子、南瓜子、花生仁、紫菜等。

蛋白质摄取要均衡

蛋白质是人体必不可少的营养物质，长期缺乏蛋白质，皮肤会变得粗糙干燥，失去弹性，使人看上去十分苍老。但如果过量食用肉类及鱼、虾、蟹等蛋白质食物，则有可能会引起皮肤过敏。因此，合理调整食物中肉食与素食的比例，保证蛋白质摄取均衡，才有利于身体健康。

多吃新鲜水果和蔬菜

水果、蔬菜中所含的维生素和矿物质等，有益于增强体质，健美肌肤。

摄取充足的维生素，有利于皮肤健康。如果缺乏维生素A、维生素D，易致皮肤干枯粗糙；缺乏维生素A、维生素B1、B2，则会加速皮肤衰老；缺乏维生

133

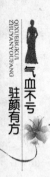

素C，易使皮肤色素沉着，易受紫外线的伤害。

摄入充足的碱性矿物质，如钙、钾、钠、镁、磷、铁、铜、锌、钼等，既可以维持血液呈理想的弱碱状态，又可以防病健身。皮肤粗糙的女性，应多吃富含维生素A、维生素D的果蔬，如胡萝卜、菠菜、黄豆芽等蔬菜，以及鸡蛋、牛奶、动物肝脏等；肤色较深者，应当多吃大白菜、竹笋、冬瓜、豆制品等植物蛋白、叶酸、维生素C 含量丰富的食物。摄取足够的植物纤维素，可以有效防止便秘，加速身体排毒，有利于美容养颜。

补足身体所需水分

春天气候干燥，肌肤容易缺水。一个正常的成年人，每日饮水量应在2000毫升左右。充足的水分供应，可有效延缓皮肤衰老。要想肌肤水嫩光滑，一定要多喝水！

夏季肌肤保养法

在夏季，皮脂腺和汗腺的分泌比春天更为旺盛，肌肤的新陈代谢速度也更加快速。夏天的高温天气，使得油脂和汗水经常沉积于肌肤上，从而堵塞毛孔，不利于肌肤的呼吸。另外，夏季紫外线尤其强烈，应当加强防晒意识，将美白运动进行到底。

深层清洁

沐浴了一整天的阳光，进行脸部的深层清洁是夏季美容保养的首要工作。既然是深层清洁，仅仅使用洗面奶是不够的。建议使用方便实用的洁面布，材质柔细，能满足脸部不同部位的清洁需求，从卸妆到净肤，一次就能轻松搞掂。

赶走黑色素

面部清洁完毕，就需要含有美白成分的保湿调理液来滋润皮肤。含有维生素B3和桑树精华的美白调理液，能够有效减少黑色素的转移，同时抑制黑色素的生成，可以将其当成化妆水来使用。

给肌肤做个美白SPA

市面上的美白面膜种类繁多，纯棉布膜制成的面膜相对更好用一些。好的美白面膜里所含的美白精华，可能相当于一整瓶精华液的容量，既能抑制黑色素的生成，又可以让晒后肌肤及时补充所需营养，美白效果更加显著。

为皮肤增添防护膜

白天，为了避免紫外线和不洁的空气对肌肤造成的伤害，应当使用隔离霜，它能有效地让肌肤远离日间的紫外线。在夏季，可以选择含有防晒、滋润、净白、隔离四大功能的日间UV防护隔离霜，它可以帮助抵御冷气、日晒与风吹对皮肤造成的伤害。

晚上，可以趁着睡眠来为肌肤进行美白，选择含有美白成分的晚霜来滋养肌肤，效果会非常好。由于夏天肌肤容易出油，故晚霜应以清淡为佳。晚上习惯开空调入睡的美女，一定要选择含有保湿成分的晚霜，或是在晚霜后再加上一层保湿凝胶，这样才能给予肌肤全方位的呵护。

夏季养阳，吃什么

《素问·四气调神大论》中提到："春夏养阳，秋冬养阴，以从其根，故与万物沉浮于生长之门，逆其极，则伐其本，坏其真矣。"盛夏，是万物繁茂的季节，也是人体阳气旺盛的季节。养生应顺应四时，维护和保养萌动的阳气，进而增强体质，修复自身。

中医有"夏属火，其气热"之说，在夏季，人体的新陈代谢速度明显加快，与火的上炎、热力四散有相似之处。而红色食物大都具有温热、能量较多、阳气具足的特性，能够影响心与小肠，多具补血、生血、活血及补阳之功效，适合在夏季食用。特别是对形体瘦弱、脸色黯淡、贫血、心悸、四肢冰冷、手足无力等症状，均有辅助治疗效果。

一般来说，红色食物指的是赤色或偏赤色食物，比如苹果、樱桃、荔枝、龙眼肉、胡萝卜、蕃茄、牛肉、羊肉；或偏温性的药材，比如山楂、桑椹、红枣、丹参、红花、洛神花和枸杞。需要注意的是，红豆、西瓜、马齿苋虽然是红色食

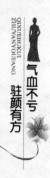

物，但性偏凉。红色食物几乎都富含大量铁质，能有效补铁、补血，对健康十分有益。

红枣

红枣也称大枣，味甘性温，归脾、胃经，具有补中益气、养血安神、缓和药性等功能。现代研究发现，红枣含有丰富的维生素C和维生素A、蛋白质、脂肪以及糖类等营养成分，具有保护肝脏，增强体力的作用，对于胃部虚弱、食欲不振，脾脏功能不好、心律不整等一切虚症都有很好的疗效。

洛神花

洛神花是一种适宜在夏季饮用的清凉饮品，中医将其用于清热、解渴、止咳、降血压，对中暑、咳嗽、酒醉等均有良效。此外，洛神花还具有抗氧化、抗肿瘤、保护心血管、保护肝脏等功能。但是，目前市场上的洛神花多被制成蜜饯，含高盐、高甜度的特点，过多食用会对肾脏、心血管造成负担。要达到护心养生的目的，最好选用未加工的洛神花。

红麹

中国人食用红麹已有上千年的历史了。现代科学研究发现，红麹具有降低胆固醇的功效，和中医上所讲的养心护心不谋而合。但是要提醒大家注意，服用红霉素或维生素B3时，不可食用红麹；葡萄柚会让红麹中的降血脂成分突然升高，造成血脂控制失常，因此在食用红麹时，不可以喝葡萄柚汁或吃葡萄柚。

此外，夏季养阳应慎食冷饮，防止损伤脾胃阳气，紊乱肠胃功能。阳虚体质者，可以多吃鲫鱼、大枣、胡桃仁等益气温阳食物。夏季排汗量大，盐分流失快，中医认为，夏季应多食酸味用来固表，多食咸味用来补心。夏季不宜大补，尽量少吃油腻食物，多吃降暑清热食物，如绿豆粥、荷叶粥、薄荷粥等。

夏季饮食驻颜

夏季天气炎热，人体的代谢和消耗都很大，要达到养颜美体的目的，就要科学地调整饮食。

夏季宜吃"苦"

俗话说的好，福自"苦"中来。在酷暑难耐的夏季，适当进食苦味食品，能清泄暑热，有健脾、增进食欲之功效。苦味食品中所含有的生物碱具有消暑清热、促进血液循环、舒张血管等作用。日常饮食中常见的苦味食品，如苦瓜、苦菜、茶叶、咖啡等，均可酌情选用。需要注意的是，吃"苦"不宜过量，否则可能引起恶心、呕吐等各种身体不适；脾胃虚寒之人不宜吃"苦"，因为苦寒的东西都易伤脾胃，影响脾胃的运化功能。

补充盐分和维生素

夏天，由于人体大量排汗，体内盐分流失比较多，因此在补水的同时，也要补充适量盐分。流汗较多的时候，可饮用一些盐开水，以保持体内酸碱平衡。此外，高温季节最好每天能补充维生素B1、维生素B2和钙，这样可减少体内糖类和组织蛋白的消耗，有益于健康。西瓜、黄瓜、番茄、豆类及其制品、动物肝脏、虾皮等，富含上述营养成分，可以常吃。此外，还可以自制一些果汁，用以补充身体所需的维生素。

补充微量元素钾

暑天排汗量比较大，很容易出现低血钾现象，使人出现倦怠无力、头晕头痛、食欲不振等现象。防止这类现象的发生，最好的方法就是多吃含钾食物。新鲜果蔬中钾的含量比较高，如草莓、荔枝、李子、芹菜、毛豆等。茶叶中钾含量也比较丰富，热天多喝些茶水，消暑的同时还可以补钾。

补充蛋白质

高温气候下，人体蛋白质的代谢速度会加快，能量消耗也会增多，所以，蛋白质的供应必须酌情增加。通常情况下，每日蛋白质的摄入量100～120克为宜，并且，一半以上应为优质蛋白质，如鱼肉、肌肉、蛋、奶、豆制品等，以满足机体代谢所需。

冷饮虽爽，不宜过量

炎热夏季适宜吃些冷饮，不但可以解暑解渴，还能够帮助消化，维持人体内营养的均衡，有益健康。但是食用过多会使胃肠温度下降，引起不规则收缩，可诱发腹痛、腹泻等病症，严重时还会损伤脾胃或导致胃肠功能紊乱。

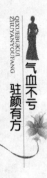
巧用水果来美容

夏天是蔬菜、瓜果最为丰富的季节，也是女性美容、保养的黄金时机。黄瓜、番茄不但有消暑降温的功效，还可以用来敷面美容，滋养肌肤。细心的女性可以用丰富的瓜果蔬菜DIY各种美容剂和美容饮品，达到美丽肌肤的功效。

秋季肌肤保养法

进入秋季，随着气候渐渐变得干燥，皮肤的护养方法也需要做适当的调整。下面，我们就来看看秋季如何美容护肤。

护肤依情况而定

1. 肌肤干燥时

干燥且敏感的肌肤不宜使用清洁力过强的洁面产品，而水溶性无泡型洁面乳性质温和，最适合这类肌肤使用。如果使用的是泡沫洁面乳，必须用掌心揉搓出泡沫后再用来清洁面部，否则清洁效果会大打折扣。

2. 浓妆艳抹时

正确的清洁方法能够有效将皮肤表面污垢及深层死皮细胞清除，疏通毛孔，进而促进血液和淋巴循环，改善皮肤粗糙等状况。画过浓妆之后的肌肤，单靠洁面乳是清洗不干净的，最好用卸妆油来清洗。目前较为流行的是以植物油为主要成分的卸妆油，具有安全、无刺激性的特点，适合任何肌肤类型使用。使用卸妆油后，轻轻按摩1分钟，然后用温水洗净。卸完妆，再用温和洁面乳进行二次清洁，将之前的卸妆油和残留在肌肤表面的彩妆彻底洗去。

3. 时间紧迫时

洁面皂或洁面摩丝比较适合那些喜欢"速战速决"的美女，因为它们能在最短的时间里达到最佳的清洁效果。不过，大部分人在使用碱性肥皂之后，会有皮肤紧绷，甚至微微发痛的感觉。可见，这种清洁品不但洗去了吸附在脸上的灰尘等脏东西，同时也洗去了皮肤维持天然平衡所需的油脂。为此，"无皂基"和"弱酸性"两大概念被提出，所以在选择洁面皂和洁面摩丝时，应该特别注意说明上是否有这两个词。否则，长时间使用偏碱性(PH值约为8)的清洁品，容易引起或加剧皮肤干燥。

4. 肌肤出油时

解决肌肤出油问题，首先要从清洁做起。具有控油平衡作用的洁面乳是油性肌肤美女的最佳选择，丰富细腻的泡沫能够深入清洁毛孔，减少油脂的形成。在使用控油平衡洁面乳时，动作要轻柔，过于"鲁莽"地清洗只会破坏皮肤表皮的保护膜，造成肌肤干涩、红肿甚至更加出油。

将防晒进行到底

别以为夏天一过，肌肤就不再需要防晒。秋天所用的防晒霜要比夏天的防晒霜滋润些，最好具有抗衰老的功能。如果皮肤已经晒伤，首先要用冰包或凉毛巾对晒伤的皮肤进行冷敷，或者用对烧伤效果极佳的土豆、芦荟切成片，敷在皮肤上，以缓解皮肤的不适。沐浴液通常会使皮肤更加干燥，在晒伤后的几天内，尽量避免使用沐浴液或使用无刺激性的沐浴液。

遭遇白屑怎么办

因为老旧角质很难在短时间内彻底清除，所以被晒伤的皮肤会出现起皮的现象，这其实是受损表皮脱落，新皮肤正在生长的标志。此时需要注意，这种"白屑"绝对不能用手搓，如果忍不住用了磨砂膏，也有可能弄伤皮肤，一定要耐心地等它自行脱落。如果脱皮很严重，甚至感到疼痛，请及时就医。

毛孔粗大+油脂过剩+痘痘

大量出汗或是长期暴晒，毛孔就会变大；外出旅游，皮肤因为水土不服而生出粉刺、痘痘等，一旦遇到这种情况，就要对皮肤进行消炎，使用去油类洁面膏；如果症状仍然存在，可以适当的服用一些控油药物。

雀斑+黄褐斑+脱妆

长时间的暴晒不但使皮肤变黑，还极容易造成雀斑或黑斑。想要预防黑斑，就需要在防晒的时候注意美白。外出的时候，应该擦一些防晒霜，在晚上10点到凌晨2点尽量睡美容觉，在睡前涂抹一瓶精华液或是美白霜，让肌肤充分吸收营养，就不用担心黑色素沉积了。

如果皮肤变得极为干燥或是皮肤的角质过多，极容易出现脱妆的状况。这种情况下，就必须补充水分，然后再选择强化肌肤补给水分的面霜双管齐下。消除角质的办法不是使用磨砂膏，而是选择无刺激性的去除角质产品或酵素类洁面产

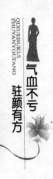

品来解决问题。

此外，在初秋时节还应该注重调整饮食，注意饮食中食物的多样性，特别应多吃耐嚼、富含纤维的食物。

秋季养肺，吃什么

秋季是收获的季节，也是重要的养生季节。肺气通于秋，在生理上，肺为清虚之体，性喜清润而恶燥，与秋季气候清肃、空气明润相通应。"燥"为秋令主气，内应于肺，燥邪最易灼伤肺津，引起口鼻干燥、干咳少痰等身体不适，就连皮肤也会失去光泽。因此，秋季养生，养肺是关键。

在秋季大量上市的新鲜果蔬，富含人体所需的多种营养物质，不仅具有滋阴养肺、润燥生津之功效，而且对与肺有关的疾病亦有辅助治疗作用，是秋季养生保健的最佳食品。

梨

性凉味甘，具有润肺、化痰、止咳、清热、解毒等功效，生食、榨汁、炖煮或熬膏均可，能够治疗肺热咳嗽、支气管炎等症状。脾胃功能不好的人最好不要生食，可以煮梨水来喝，里面放一点冰糖，口感更好。若与荸荠、蜂蜜、甘蔗等榨汁同服，效果更佳。

葡萄

中医认为，葡萄具有益气补血、生津止渴、健脾利尿的功效。人体经历过炎热潮湿的夏季后会聚集了大量毒素，而且内热很重，容易出身体困乏现象。葡萄具有通利小便的功效，初秋季节应当多吃一些，有助于人体毒素的排出和内热的消除。但是葡萄性偏凉，胃寒的人要少吃。

香蕉

香蕉味甘性寒，具有清肠胃，治便秘，清热润肺、止烦渴、填精髓、解酒毒等功效。由于香蕉性寒，所以脾胃虚寒、胃痛、腹泻者不宜多食，否则容易导致腹泻。此外，胃酸过多者最好不要食用香蕉。

柿子

柿子味甘、涩，性寒，有清热去燥、润肺化痰、止渴生津、健脾、治痢、止血等功能。所以，柿子是慢性支气管炎、高血压、动脉硬化、内外痔疮患者的天然保健食品。此外，用柿子叶子煎服或冲开水当茶饮，也有镇咳化痰的作用。

柑橘

柑橘味甘酸、性凉，具有开胃理气、止渴润肺的功效。榨汁或蜜煎，对治疗肺热咳嗽效果尤佳。

石榴

石榴性温味甘酸，具有生津液、止烦渴等作用。出现津液不足、口燥咽干、烦渴不休者，均可食用。此外，石榴捣汁或煎汤饮，具有清热解毒、润肺止咳、杀虫止痢的功效，对小儿疳积、久泻久痢等都有很好的治疗效果。

白萝卜

白萝卜味辛甘，性凉，具有治疗或辅助治疗多种疾病的功效，本草纲目中称之为"蔬中最有利者"。现代研究认为，白萝卜中含有丰富的芥子油、淀粉酶和粗纤维，具有促进消化，增强食欲，加快胃肠蠕动，止咳化痰的作用。但是，萝卜性偏寒凉而利肠，所以脾虚泄泻者应慎食或少食；患有胃溃疡、十二指肠溃疡、慢性胃炎、单纯甲状腺肿、先兆流产、子宫脱垂等疾病的患者，应当忌食。

藕

鲜藕中含有丰富的碳水化合物、钙、磷、铁、淀粉、多种维生素和蛋白质，营养价值非常高。生藕具有消瘀凉血、清热止渴、开胃的作用；熟藕具有补脾胃，有养胃滋阴的功效。但是，藕性偏凉，所以产妇不宜过早食用；生藕吃起来虽然清脆爽口，但对脾胃不利，所以脾胃化功不好、大便溏泄者不宜生吃。

此外，百合粥、银耳粥也是秋季润肺之佳品。

秋季饮食驻颜

步入秋天，虽然天气渐渐转凉，肌肤不用继续饱受紫外线的伤害，但其他皮肤问题却渐渐"崭露头角"。秋季气候干燥，很容易出现口苦咽干、皮肤干燥、

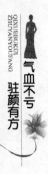

皱纹增多等现象。如何才能继续保持水嫩而富有弹性的皮肤，成了护肤新问题。

秋天空气湿度小，风力大，人在这样的气候环境中容易皮肤干燥，除了给予身体充足的水分之外，在秋季还应当多吃一些养阴清热、润燥止咳、清心安神的食物。

多吃蜂蜜少吃姜

姜是好东西，但秋天气候干燥，燥气伤肺，如果再进食辛辣的生姜，更容易伤害肺部，加剧人体失水、干燥。俗话也说，"一年之内，秋不食姜；一日之内，夜不食姜"，大意就是秋天不宜吃姜，晚上不宜吃姜。

多喝水也不失为对付"秋燥"的一种好方法。白天喝点淡盐水，晚上喝点蜜水，是秋季养生、抗拒衰老的饮食良方，同时还可以有效防止因秋燥而引起的便秘。蜂蜜具有强健体魄、提高智力、增加血红蛋白、改善心肌等作用，在秋天经常服用蜂蜜，不仅有利于这些疾病的康复，而且还可以防止"秋燥"对于人体的伤害，起到润肺、养肺的作用。

吃"果"不吃"瓜"

民间有句俗语 "秋瓜坏肚"，美味的瓜类多属阴寒性质，吃多了会损伤脾胃，所以要适可而止。但一些"果类"却可以多吃，比如梨，有清火润肺、消痰止咳的作用，是最适宜在秋天食用的水果。

秋季葡萄大量上市的季节，葡萄不但营养丰富、酸甜可口，还能帮助机体排毒，解内热。

糯米、萝卜可润燥

秋天给人的感觉就是空气干燥。在秋天，人们常常会出现口干、唇干、鼻干、咽干、皮肤干燥、大便干结等现象，中医称之为"秋燥"。因此，秋天的养生保健离不开防秋燥。

糯米具有养阴的功效，秋季喝些糯米粥是非常好的。萝卜和鸭肉也非常适合秋天食用，具有润燥的功效。此外，女性多吃些百合，同样可以润肺养阴。除了糯米和百合，具有养阴润燥功效的食品还有：鱼类、干贝、海带、菠菜、芝麻、豆类和奶类。经常食用，有助于女性安度秋伏。

滋养润肤的食物

带鱼：含有的蛋白质细腻且易于吸收，其中的不饱和脂肪酸因为碳链较长，具有降低胆固醇的作用，有利于血管疏通，对身体和美容都有好处。此外，带鱼还具有暖胃、补虚、润泽肌肤的功效。将带鱼做成鱼饼与蔬菜一起煎制，不但能增加人体所需的纤维素，味道也更鲜香可口。

干贝：含有丰富的蛋白质、碳水化合物、核黄素、钙、磷、铁等营养成分，具有健脾、补血、养阴的功效。干贝的吃法很多，如炒蛋、煲汤、做羹等。

蜗牛：富含蛋白质以及多种维生素和微量元素，是低脂肪、低胆固醇的上等食品。所含的酶能水解分化各种食物，有化积除滞的功效。其所含蛋白质对人体皮肤、毛发具有营养作用，是公认的美容食品。需要注意的是，蜗牛不能与蟹同食，否则可导致荨麻疹。

海带：含有丰富的碳水化合物、较少的蛋白质和脂肪，有补血、润肠的作用。其所含的海藻胶、蛋白质及较多的粗纤维对皮肤有很好的滋养作用。此外，海带还是矿物质含量丰富的碱性食品，常吃能有效调节血液酸碱度，防止皮肤过多分泌油脂。

海蜇皮：含有人体需要的多种营养成分，是一种重要的营养食品，有清热解毒、养阴润肺之功效。皮肤干燥者长期食用，有良好的滋润效果。

冬季肌肤保养法

随着天气渐渐转凉，人也似乎变的慵懒起来，对肌肤的保养也没有以前那么认真了。但是，肆虐的寒风会使肌肤的微血管收缩，养分不易送到皮肤，导致肌肤因缺乏滋养而变得粗糙，极易滋生细纹、皱纹。所以，就算要犯懒，也千万别怠慢了肌肤。冬天的肌肤保养，要以保湿、滋润为重点。

及时更换洁面产品

收起那些夏日强效去油的洁面产品，选择性质更加温和的洁面乳。在冬季，皮肤的代谢速度会减缓，油脂分泌也远不如春夏旺盛，如果继续使用强效去油的洁面产品，就会造成脸部皮肤的油脂被过度清理，无法锁住水分，导致皮肤过度干燥，甚至脱皮皴裂。

冬天，角质的生成速度放缓，厚度也有减小，应当及时将颗粒粗大的去角质

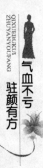

产品更换为颗粒细腻的去角质产品，以免伤害皮肤；敏感皮肤可以将磨砂膏混合质地温和的洁面乳一起使用，以避免磨砂颗粒对皮肤造成的伤害；如果痘痘较为严重，可在晚上睡前使用去油力较强的洗面乳，白天则使用较温和的。

保湿步骤不能少

保湿的3个基本步骤：给水、吸水和锁水。给水可以选择富含矿物质的温泉水喷剂；然后，选择维生素B5或玻尿酸之类的"湿润剂"来吸水，以增加皮肤角质层的含水量；最后，用一般的乳液或乳霜锁住角质层中的水分，防止流失。

将防晒坚持到底

冬天的阳光不像夏天那么强烈，这很容易让人丧失警觉性，导致曝晒时间过长。这不但会使黑色素沉着或是长斑，还会使痘痘、痘疤有不同程度的加重，所以在冬天仍需要做好防晒工作。

彩妆必须用隔离

如果皮肤过敏或者发炎，就尽量避免化妆，因为彩妆含有大量的化学成分，会使娇气的肌肤更加脆弱。如果非化妆不可，最好使用隔离霜，这样能够有效减轻彩妆对皮肤的伤害。

面膜不能频繁做

肌肤敏感的人，无论在哪个季节，都应当将补水工作放在首位。所以，很多女性习惯频繁做补水面膜来补充肌肤中的水分，想要脱离敏感肌肤的苦海。事实上，这种做法不但不能改善肌肤，还会加重其敏感程度，这是为什么呢？

道理很简单，补水面膜虽然可以有效地补充面部的水分，恢复肌肤弹性，但它还会加速肌肤的老化。因为做面膜时，肌肤会处在一个封闭的空间中享受精华液，每天做面膜，面部就会残留大量精华成分，造成浪费的同时还会加重肌肤负担。而且，由于做面膜的时候皮肤吸氧不足，会加速角质老化，使得皮肤问题更加严重。

自制适合冬季的护肤面膜

香蕉蜂蜜保湿滋润面膜

将5毫升蜂蜜和半根香蕉放在面膜碗中，用汤匙捣成泥状。洁面后，将面膜敷在脸上10～15分钟，再用温水冲净即可。具有保湿滋润的功效，适合于干燥缺水型肌肤使用。

香蕉的营养价值非常高，也是非常好的面膜材料，直接将其捣成泥状敷在脸上，具有温和清洁、滋养修护肌肤的功效。在香蕉中添加蜂蜜，保湿滋润的效果会更加明显，非常适用合干燥缺水的肌肤。

冬季养肾，吃什么

中医认为，冬季是藏阳气的季节，而肾脏的主要功能为"养藏"所以，冬季养生要以补肾为主。肾是先天之本、生命之源，肾脏强健，机体才能适应寒冬的变化，否则，就有可能导致新陈代谢失调，进而诱发各种疾病。所以，冬季养生要遵循"秋冬养阴"、"养肾防寒"、"元忧平阳"的原则，饮食上应以滋阴潜阳、增加热量为主。

养肾重在食疗。在日常饮食中，具有补肾功效的食物主要有以下这些：

黑芝麻

具有益肝、补肾、养血、润燥、乌发、美容等作用，是非常好的美容保健食品。黑芝麻中丰富的维生素E，具有促进细胞分裂、延缓细胞衰老的作用，经常食用，能够抵消或中和细胞中"游离基"的积累，进而起到抗衰老、延年益寿的作用。

黑豆

根据中医理论，豆乃肾之谷，黑色属水，水走肾，因此食用黑豆对肾具有一定的补益作用。黑豆中丰富的维生素E能够清除体内的自由基，减少皱纹，具有美容驻颜的功效。此外，黑豆中粗纤维的含量丰富，常食可促进消化，防止便秘。

黑米

现代医学证实，黑米具有滋阴补肾、健脾暖肝、明目活血等功效。因为黑米的皮层中含有花青素类色素，这类色素具有很强的抗衰老作用，经常食用，能够延缓衰老。

海带

具有很好的利尿作用，对于肾功能衰竭、药物中毒、浮肿等症状均有良好的

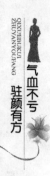
治疗效果。此外，海带中的藻酸可以帮助人体将体内过量的盐排出体外，防止肾病的发生。

海参

既是餐桌上的美味佳肴，也是滋补人体的珍品。海参的补肾润燥、益气养血功能很好，常用于治疗小便频多和肠燥便秘等病症。

阿胶

能够促进健康人淋巴细胞的转化作用，影响人体内钙的代谢，进而改善人体内钙的平衡。此外，阿胶还具有补血养血、滋阴润燥的功效。

当归

当归含有正丁烯酰内酯、烟酸等多种药用成分，能有效改善肾功能，减轻肾损害，对肾脏的保护作用也很强。

龟甲

中医认为，龟甲性甘、味寒，有滋阴潜阳、益肾强骨的功效，是补肾之佳品。此外，龟甲对筋骨不健、腰膝酸软、步履发力等症状也有较好的治疗效果。

板栗

板栗味甘性温，富含脂肪、钙、磷、铁和多种维生素，尤其是维生素B、维生素C和胡萝卜素，均高于一般干果。栗子具良好的有补肾功效，适合于肾虚腰痛、双腿无力的人食用。

核桃

在中医里面，核桃历来就是益智、补肾、强身、益寿的佳品。核桃含磷脂较高，可维护脑细胞正常代谢，防止脑细胞衰退，具有促进脑循环、增强记忆力的作用，能够有效缓解用脑过度。因此，脑力工作者尤其白领女性，常吃核桃能够补脑，增强脑力。用核桃补肾，最简单的方法就是煮粥。每次用核桃仁5～10个，捣碎，配粳米2两，同煮为粥，作早、晚餐或点心食用。

山药

《本草纲目》中说山药"益肾气，健脾胃"。山药的主要作用就是"平补脾肾"，脾虚、肺虚、肾虚者可长期食用，被誉为"天然补肾王"。

枸杞

性味甘平，归肝肾二经，具有滋补肝肾、强壮筋骨、养血明目、润肺止咳的功效，是肝肾同补的良药。由于肝肾阴虚而出现头昏目眩、腰膝酸软、咳嗽等症状的人宜食用，效果甚佳。

冬季饮食驻颜

冬季的北方是银装素裹的世界，冬季的南方是阴雨缠绵的季节。冬季，意味着寒冷，更意味着身体需要加倍的温暖和呵护。随着气温的下降，人体的新陈代谢能力也会渐渐降低，原本水嫩的皮肤也会因汗腺、皮肤腺分泌的减少和失去较多的水分而变得发紧、干燥。因此，冬天护肤极为重要。除了使用各种护肤产品外，合理调整饮食不失为一个最经济、最实惠的护肤良方。

当然，并不是所有的食物都有护肤美颜之功效。冬季护肤，在饮食上要注意以下几方面。

1. 补充水分

足够的水分能让皮肤保持在一个良好的状态，在这一点上，很少有东西的功效能够与水相提并论。水能够让肌肤保持水润滋养，减少细纹和皱纹产生，帮助细胞获取营养物质并清除毒素。此外，水还能加速体内循环和血液流动，让肌肤健康有光泽。为使皮肤获得足够水分，建议女性每天饮水量达到1800毫升左右。

2. 多饮绿茶

绿茶在我国被誉为"国饮"。绿茶中所含有的茶多酚具有很强的抗氧化性和生理活性，是人体自由基的清除剂。研究证实茶多酚的抗衰老效果要比维生素E强18倍。虽然大量化妆品中均含有绿茶成分，但与其花更多钱购买这种化妆品，倒不如直接喝绿茶更经济，也更加有效。

3. 补充维生素A、维生素C、维生素E

维生素A能促进皮肤黏膜生长，使皮肤湿润、细嫩。想要改善干燥的皮肤，不妨多吃一些富含维生素A的果蔬，比如桔子、胡萝卜或者香瓜等。其它食物如多叶绿色蔬菜、奶酪和牛奶等低脂乳制品也含有大量维生素A，适合在冬季食用。

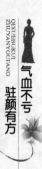
维生素C能有效减少黑色素沉着，从而减少黑斑、雀斑的生成。除外，维生素C还能保护皮肤免受紫外线的侵害并清除自由基造成的损伤。自由基会破坏胶原质、弹性蛋白等使皮肤紧实的纤维。富含维生素C的食物有柑橘类水果、红甜椒、木瓜、猕猴桃、椰菜、绿色蔬菜以及抱子甘蓝。

维生素E是一种抗氧化剂，可以保护皮肤免受阳光晒伤，此外，维生素E还具有抗炎症、提高免疫力的功效。富含维生素E的食物包括压榨植物油、坚果、猕猴桃、种子、小麦胚芽、橄榄、菠菜、芦笋以及多叶绿色蔬菜。

4. 多吃富含抗氧化剂的食物

抗氧化剂可以有效阻止或延缓自由基对细胞的损伤，这种损伤很容易导致皮肤干燥、皱纹等。日常饮食中很多食物中都含有抗氧化剂，如浆果、西红柿、甜菜、南瓜、菠菜、甘薯、橘子、胡椒、豆类等水果蔬菜。

5. 适量补充必需脂肪酸

必需脂肪酸指的是机体生命活动不可缺少，但机体自身不能合成，必需由食物来供给的多不饱和脂肪酸。必需脂肪酸不但可以吸引水分、滋润皮肤细胞，并且可以有效防止水分流失，进而防止皮肤干燥和受损，让皮肤更加光滑而有弹性。富含必需脂肪酸的食物有：橄榄油、亚麻、花生、核桃，以及鲑鱼、沙丁鱼、鲭鱼等冷水鱼。

6. 补充适量硒元素

硒是人体必需的营养元素，能够帮助保护皮肤细胞免受自由基破坏，具有抗氧化、延缓衰老的功效，同时还能有效预防皮肤癌，清除胆固醇，提高机体免疫力，被国内外医药界和营养学界尊称为"生命的火种"，享有"长寿元素"、"抗癌之王"、"心脏守护神"、"天然解毒剂"等众多美誉。富含硒的食物包括海产品、肉类、禽蛋、食用菌、西兰花、紫薯、大蒜等。

责任编辑：潘笑竹　李杨

封面设计：国风设计

责任印制：李未圻

图书在版编目（CIP）数据

气血不亏，驻颜有方 / 刘丽梅编著. —— 北京：华
龄出版社，2013.1
　ISBN 978-7-5169-0272-1

　Ⅰ.①气… Ⅱ.①刘… Ⅲ.①女性-养生（中医）
Ⅳ.①R212

中国版本图书馆CIP数据核字（2012）第318670号

书　　名：气血不亏，驻颜有方

作　　者：刘丽梅　编著

出版发行：华龄出版社

印　　刷：三河市科达彩色印装有限公司

版　　次：2013年7月第1版　2013年7月第1次印刷

开　　本：710×1000　1/16　印　张：9.75

字　　数：100千字

定　　价：24.00元

地　　址：北京西城区鼓楼西大街41号　　邮编：100009

电　　话：84044445（发行部）　　传真：84039173